reinhardt

Geneviève Grimm-Montel

Der Lebensrückblick in der Psychotherapie mit älteren Menschen

Ernst Reinhardt Verlag München

Dr. phil. *Geneviève Grimm-Montel*, Zürich, Psychologin und Gerontologin, arbeitet als eidgenössisch anerkannte Psychotherapeutin in eigener Praxis mit dem Schwerpunkt Lebensrückblickstherapie im höheren Lebensalter und ist Referentin für diverse Altersthemen.

Bibliografische Information der Deutschen Nationalbibliothek

Die Deutsche Nationalbibliothek verzeichnet diese Publikation in der Deutschen Nationalbibliografie; detaillierte bibliografische Daten sind im Internet über <http://dnb.d-nb.de> abrufbar.

ISBN 978-3-497-02652-4 (Print)
ISBN 978-3-497-60662-7 (PDF)

Lektorat/Redaktion im Auftrag des Ernst Reinhardt Verlages: Cornelia Fichtl, München

Printed in EU
Covermotiv: © istock.com / g-stockstudio
Satz: FELSBERG Satz & Layout, Göttingen

Ernst Reinhardt Verlag, Kemnatenstr. 46, D-80639 München
Net: www.reinhardt-verlag.de E-Mail: info@reinhardt-verlag.de

Inhalt

Einleitung

„Man muss die Vergangenheit verstanden haben, um sie neu deuten zu können." (T.S. Eliot)

Als ich vor einigen Jahren vor der wieder aufgebauten Frauenkirche in Dresden stand, war ich zutiefst bewegt. Immer noch hatte ich die Bilder der Ruinen der zerstörten Kirche im Kopf. Der Anblick dieses geschichtsträchtigen, strahlenden Baus hat mich nie mehr losgelassen. Für mich ist er ein Symbol für gelungene Integration.

Anstatt den Trümmerhaufen als Mahnmal für ein grauenvolles Geschehen zu belassen, wurde der Neuaufbau in Angriff genommen. Die „Integration" besteht für mich darin, dass die dunklen Steine, als Erinnerungen an eine dunkle Zeit, in den Wiederaufbau integriert worden sind. Die Vergangenheit wurde nicht einfach verleugnet, sondern fand Eingang in die weiterführende Geschichte der Kirche und der Stadt. Sie erstrahlt in neuem Glanz. Zu diesem Glanz gehört auch, dass das Geschehene, so dunkel und tragisch es auch gewesen ist, seinen Platz hat. Für mich ist dieser Wiederaufbau ein ergreifendes Beispiel gelungener Integration, die es ermöglicht, auf Vergangenem Neues aufzubauen und damit die Zukunft zu gestalten. Dieses Bild dient seither immer wieder als Angelpunkt für meine psychotherapeutische Arbeit mit älteren Menschen. Auch da geht es um den Wiederaufbau einer Lebensgeschichte, um die Integration der Vergangenheit, um Heiteres, um Schweres, um das gelebte Leben, um einen zuversichtlichen Blick auf die Zukunft.

Mein Altersbild war lange Zeit geprägt von Abbau, Verlusten, Defiziten und Krankheit. Bestimmend waren gesellschaftliche und wissenschaftliche Sichtweisen auf diese Lebensphase. Alter bedeutete: Das Leben ist vorbei. Dass das höhere Lebensalter auch Ressourcen haben könnte, kam mir nicht in den Sinn. Zwar wusste ich, dass dem Alter Weisheit zugeschrieben wird, aber Altersweisheit war für mich etwas Selbstverständliches, allenfalls ein göttliches Geschenk. Dass Weisheit nicht naturgegeben, sondern mit Reifung, Entwicklung und Selbstreflexion verbunden ist, war mir lange nicht klar. Vielleicht war es auch die eigene Angst vor dem Älterwerden, vor dem Tod, die mich von der Beschäftigung mit diesem Thema abhielt.

Ein einschneidendes Erlebnis brachte für mich die Wende. Da ich dringend eine Stelle brauchte, ergriff ich die erstbeste Gelegenheit: Es wurde eine Psychologin für die Altersabteilung einer psychiatrischen Klinik gesucht. Etwas widerwillig nahm ich die Stelle an.

Diese Entscheidung wurde zu einer meiner bewegendsten und bereicherndsten Erfahrungen meiner beruflichen Laufbahn und zu einer weichenstellenden Offenbarung. Ich konnte beobachten, dass ältere Menschen, trotz Depressionen, Angst- und Anpassungsstörungen, trotz schwerer Dekompensation, zwischendurch Momente erlebten, in denen Lebenskraft und Lebensfreude durchdrangen. Dies war vor allem dann der Fall, wenn sie ermuntert wurden, aus ihrem Leben zu erzählen. Auch wenn dieses schwer belastet gewesen war, merkten die Patienten immer wieder, dass es Episoden gegeben hatte, die sie als bereichernde Erfahrung einzuordnen vermochten. Solche Lebensberichte berührten mich durch ihre Echtheit und die emotionale Involviertheit der Patienten. Die Patienten fanden den Zugang zu positiven Emotionen wieder und wurden sich der Ressourcen in ihrem Leben bewusst. Ob diese Erzählungen den objektiven Fakten entsprachen, war zweitrangig.

Eindrucksvoll war die spürbare Lebendigkeit, die, jenseits psychiatrischer Diagnosen, den Menschen und sein innerstes Wesen offenbarte. Über das autobiografische Erinnern wurde der Zugang zu gesunden Anteilen wieder möglich. Für mich war dies der Anlass, mich näher mit autobiografischem Erinnern und Erzählen, mit dem Lebensrückblick älterer Menschen zu befassen. Bis heute ist mir diese Faszination erhalten geblieben und so wurde die Lebensrückblickstherapie zu einem meiner beruflichen Schwerpunkte.

Das vorliegende Buch beleuchtet mehrere Aspekte, die für die Lebensrückblickstherapie bedeutsam sind. Nach einer Bestimmung von Begriffen, die als Annährung und nicht als Definition gedacht ist, folgt ein Kapitel, in dem auf Themen wie *Selbstkonzept, Erinnern und Erzählen* näher eingegangen wird. Dabei wird ein Schwerpunkt auf die *Selbstreflexion* gelegt, die in der Lebensrückblickstherapie angeregt und gefördert werden soll. Ist doch nach Guardini (1998, S. 72) die Reflexion über das eigene Leben ein „Wesensmerkmal des Menschen“ und als wesentliche Ressource zur Gestaltung und Subjektbestimmung nicht zuletzt im höheren Lebensalter von besonderer Bedeutung.

Eng verknüpft mit der Selbstreflexion ist das *Erinnern*, das als Rohmaterial für die Konstruktion unserer Identität dient. Da Erinnern stets in der Gegenwart stattfindet, ist die Vergangenheit immer eine Rekonstruktion, ausgelöst und gefärbt durch die aktuelle emotionale Stimmungslage. Dies führt dazu, dass Erinnerungen nie objektiven Fakten entsprechen und somit immer verzerrt sind. Sie sind trotzdem wahr, weil sie der subjektiven Wahrheit des Erinnernden entsprechen und diese eng mit seiner emotionalen Befindlichkeit verbunden ist. Dabei stehen immer die Stabilisierung und die Optimierung des Selbstbildes, das im Alter durch Verlusterfahrungen bedroht ist, im Vordergrund.

Dem *Erzählen* als Basis der Verständigung (Lucius-Hoene & Deppermann, 2004), als Vergegenwärtigung von Vergangenem, als Reorganisationsmöglichkeit und als sozialem Handeln (Boothe, 2002) wird besondere Beachtung geschenkt, ist doch das Erzählen die Ausdrucksform, mit der dem gelebten Leben eine narrative Gestalt verliehen werden kann. Dies setzt jedoch Kompetenzen voraus. Zum einen eine *narrative Kompetenz,* die es dem Erzählenden ermöglicht, eine Geschichte plausibel und für den Zuhörer nachvollziehbar darzustellen, zum andern eine *biografische Kompetenz,* die notwendig ist, um dem erzählten Leben eine kohärente Gestalt zu geben. Im Kapitel zum Lebensrückblick wird über dessen Bedeutung im höheren Lebensalter, über seine Merkmale, über Erzählkategorien und Kohärenz reflektiert. Diese Überlegungen münden in einer Betrachtung entwicklungspsychologischer Herausforderungen, wie sie von Erikson (1973) propagiert worden sind.

Ein wichtiger Schwerpunkt liegt auf der *Psychotherapie im höheren Lebensalter.* Ist sie wirksam? Woran leiden Menschen in dieser Lebensphase? Welche Störungen können die Folge solcher Leiden nach sich ziehen? Welche Bedeutung und welche Auswirkungen haben *Schuld und Scham* im Erleben und im Rückblick älterer Menschen? Wie wird damit in der Lebensrückblickstherapie umgegangen?

Die Formen der Lebensrückblickstherapie sind vielfältig und in der Alterspsychotherapie von verschiedenen Autoren prominent vertreten. Sowohl Maerckers, als auch Kasts und Haigth und Haights Modelle der Lebensrückblickstherapie (-> 5.4) sind aus dem heutigen Angebot psychotherapeutischer Interventionen im Alter nicht mehr wegzudenken und werden hier ausführlich erläutert.

Im Rahmen meiner Dissertation interviewte ich ältere Menschen zwischen siebzig und zweiundneunzig Jahren, die sich weder in einer psychischen noch in einer physischen Krise befanden. Ich bat sie, aus ihrem Leben zu erzählen und dabei den Fokus auf Glücks- und Unglückserfahrungen zu legen. Der Reichtum und die Vielfalt der Erinnerungen und die Art des Erzählens bewogen mich, diese auf der Basis von erforschten Erzählfunktionen (Wong & Watt, 1991; Webster, 1993; Pinquart, 1998; Alea & Bluck, 2002) zu untersuchen.

Aufbauend auf den Ergebnissen entwickelte ich ein *Phasenmodell* der Lebensrückblickstherapie, in dem Funktionen des Erinnerns als diagnostische Orientierung dienen. Es basiert auf einem psychodynamischen Ansatz, denn es ist ein therapeutisches Ziel, Verdrängtes aufzudecken, Unbewusstes bewusst zu machen und dem Hilfesuchenden zur Entwicklung tragfähiger Ich-Funktionen zu verhelfen. Das Konzept wurde nicht empirisch überprüft, ich selber wende es jedoch an. Dabei mache ich immer wieder die Erfahrung, dass über die produktiven Formen des Erinnerns eine Vielfalt an Ressourcen sichtbar wird, die zur Heilung der Patienten beitragen kann. Beispiele aus der Praxis in diesem Buch tragen zum Verständnis und zur Erläuterung meines Modells bei.

Die meisten Patienten kommen mit bestimmten Anliegen in die Therapie. Einige davon sind bewusst, andere werden es erst im Laufe der Therapie. Diese Anliegen werden detailliert erläutert.

Wie in jeder anderen Therapieform spielt auch in der Lebensrückblickstherapie die therapeutische Beziehung eine wichtige Rolle. Sowohl die Therapeutin als auch die Patientin sind Akteure eines interaktionellen Geschehens, deren unterschiedliche Rollen ausführlich dargestellt werden. Die *therapeutischen Ziele*, die nicht immer völlig mit den Anliegen der Patienten übereinstimmen müssen, bilden einen weiteren Schwerpunkt des Buches.

Es stellt sich, wie bei jeder anderen Therapieform, auch hier die Frage nach den Auswirkungen der Lebensrückblickstherapie auf die aktuelle Situation der Patienten. Gelingt es ihnen, die Erkenntnisse, die sie gewonnen haben, und die Ressourcen, die zugänglich gemacht wurden, umzusetzen und anzuwenden? Ein ausführliches Beispiel zeigt eine mögliche Auswirkung dieser Interventionsform auf.

Ein häufiges Thema in der Alterspsychotherapie ist die *Religiosität* und *Spiritualität* der Patienten. Die Nähe zum Tod wirft existenzielle Fragen nach dem „Wohin", nach dem „Getragen- und Aufgehobensein", nach einer göttlichen Instanz auf. Zudem gehören die heutigen älteren Menschen zu einer Generation, in der Religion noch eine wichtige Rolle spielte, oft als erzieherische Maßnahme eingesetzt und möglicherweise missbraucht wurde. Religiöse Erfahrungen können mit Schuld und Scham, mit Versagen und mit Sünde verbunden sein. Dies kann für die Betroffenen traumatische Auswirkungen haben, sodass ihr Leben von Angst geprägt ist. Diese teilweise dramatischen Erfahrungen sind belastend. Deshalb sollen sie in der Therapie ihren Raum finden können. Dazu braucht es die Bereitschaft der Therapeuten, sich diesen Themen zu stellen und die Patienten darin zu unterstützen, einen entlastenden und befreienden Umgang mit spirituellen Themen zu finden.

Es kann postuliert werden, dass der selbstreflexive Lebensrückblick zur Selbsterkenntnis führt und damit zur Einsicht, dass die Vergangenheit nicht rückgängig gemacht werden kann, dass jedoch eine neue Sicht darauf jederzeit möglich wird und, damit verbunden, eine Neu-Interpretation des gelebten Lebens. Rückblick ist aber auch mit Ausblick verbunden. Was kann ich aus meiner Vergangenheit lernen, was kann ich ändern, was kann ich für die Zukunft fruchtbar machen?

1 Begriffsbestimmungen

Die Begriffe, die für das Thema des vorliegenden Buches von Bedeutung sind, sollen zur besseren Verständigung vorab bestimmt werden. Denn in der Forschung wird immer wieder auf die unterschiedliche Verwendung der Begriffe hingewiesen, die im Zusammenhang mit dem menschlichen Gedächtnis und damit verbunden mit dem Erinnern und mit diesbezüglichen therapeutischen Interventionen stehen.

Autobiografisches Erinnern: Die Forschung zum autobiografischen Gedächtnis hat ihre Wurzeln im Felde der kognitiven Psychologie (Bluck & Alea, 2002). Allerdings wurden hinsichtlich des autobiografischen Gedächtnisses noch keine klar abgrenzenden Definitionen entwickelt (Pohl, 2007). Es haben sich gewisse Kriterien etabliert, auf die immer wieder Bezug genommen wird. So verstehen Birren und Deutchmann (1991, S. 115) unter autobiografischem Erinnern das Verknüpfen von rekonstruierten Ereignissen mit Elementen der Lebensgeschichte oder dem aktuellen Selbstbild. Es geht dabei um den persönlichen Bericht der individuellen Lebensgeschichte.

Für Brewer, Dull und Lui (1981) ist der Selbstbezug einer Erinnerung das entscheidende Kriterium dafür, ob diese Erinnerung autobiografisch ist (Pohl, 2007, S. 44). Diese selbstbezogenen Fakten und Ereignisse werden im autobiografischen Gedächtnis gespeichert, das in einen semantischen Teil, in dem autobiografische Fakten gespeichert sind, und in einen episodischen Teil, der aus autobiografischen Episoden besteht, unterteilt wird (Leist, 2008).

Tulving (2005) spricht bezüglich des autobiografischen Erinnerns von der Schnittmenge von subjektiver Zeit, autonoetischem Bewusstsein und dem sich erfahrenden Selbst (Markowitsch & Welzer, 2005, S. 123). Nach Baddeley (1992, S. 19) impliziert dies, dass ein selbstbezogenes Ereignis eine individuelle, emotional aufgeladene Bedeutung aufweist. Er schlägt zudem die Unterscheidung zwischen dem Selbst als Erfahrendem und dem Selbst als Gegenstand der Erfahrung vor. Das Selbst als Erfahrendem beschreibt er als *narrative Erinnerung*, während es sich beim Selbst als Gegenstand der Erfahrung um *autobiografische Erinnerung* im engeren Sinne handelt, die zum individuellen Selbstbild beiträgt.

Diverse Autoren betonen immer wieder die Emotionalität als zentrales Merkmal autobiografischen Erinnerns (Schacter, 2001; Welzer, 2002). Weber (1993, S. 40) definiert als autobiografische Erinnerungen alle Erinnerungen, „die sich auf komplexe, subjektiv bedeutsame Ereignisse beziehen, die in einem bestimmten raum-zeitlichen Kontext erlebt wurden." „Der autobiografische Prozess wird als ein Geschehen betrachtet, in dem der Bedeutungs- und Sinnzusammenhang eines Lebens erst erschaffen wird." (Brockmeier, 1999, S. 23) Dies bedeutet, dass erst durch das autobiografische Erinnern aus dem Lebenslauf eine Biografie entsteht. Durch die Emotionalität der Erinnerungen erhalten die Fakten des Lebens ihre biografische Gestalt.

Reminiszenz – Reminiszieren, Erinnern – Erinnerung: Eng verbunden mit dem autobiografischen Erinnern ist der Begriff des Reminiszierens. Der Begriff stammt aus dem Englischen und bedeutet ursprünglich so viel wie „in Erinnerungen schwelgen" (Pohl, 2007, S. 119). Die Reminiszenztheorien basieren, wie das Konzept des Lebensrückblicks, auf der psychodynamischen Tradition. Besondere Aufmerksamkeit erhalten dabei verschiedene Reminiszenztechniken, die nach Leist (2008) den Prozess der Rekonstruktion von Erinnerungen umfassen und zugleich die zugrundeliegenden Taxonomien beinhalten, welche für Interventionen primär im höheren Lebensalter fruchtbar gemacht werden.

Die Reminiszenzforschung geht von unterschiedlichen Konzeptualisierungen aus. So sehen Martin und Tesser (1996, zitiert nach Leist, 2008, S. 11) das Reminiszieren als eine Form gedanklicher Beschäftigung, die sich auf die Vergangenheit bezieht, positiver Valenz ist und sich auf Ziele bezieht, die erreicht wurden. Für Staudinger (2001) hingegen steht der Begriff der Reminiszenz für den Prozess der Rekonstruktion von Ereignissen aus dem Gedächtnis. Webster und Haight (1995) sehen als Produkte von Reminiszenzprozessen in der Regel isolierte Episoden, die ohne erkennbare Logik, Reihenfolge oder übergeordnetem Thema erinnert werden.

Bluck und Alea (2002) sehen Reminiszenz als einen Aspekt des autobiografischen Erinnerns, welcher uns, mittels bestimmter Techniken, den Zugang zu verschiedenen Erinnerungen verschafft. Im Gegensatz zu andern Techniken, dient das Reminiszieren besonders psychosozialen Bedürfnissen. Birren und Deutchman (1991) zufolge stellt Reminiszenz das Erinnern vergangener Ereignisse oder Gefühle dar, ohne ein spezifisches Ziel und ohne den Anspruch auf Vollständigkeit hinsichtlich des Lebenslaufs zu erheben. Der Prozess des Reminiszierens grenzt sich vom Lebensrückblick ab, indem er bewertungsfrei, spontan und ungeordnet ist (Leist, 2008). Erinnerungen, wachgerufen durch Reminiszenz, werden über den Prozess des Life Review in größere Lebenskontexte eingeordnet (Heuft, Kruse & Radebold, 2006, S. 285).

Lebensrückblick, Life Review: Das Konzept des Lebensrückblicks geht ursprünglich auf Butler (1963) zurück, der ihm eine psychische Funktion zuschreibt.

Der Lebensrückblick wird als ein natürlich auftretender, universaler, mentaler Prozess charakterisiert und durch progressive Bilanzierung des Bewusstseins eigener Erfahrungen durch das Wiederaufleben von ungelösten Konflikten beschrieben (Butler 1963).

Ferner definiert Butler den Lebensrückblick als einen Prozess, den alle Menschen durchlaufen, wenn sie merken, dass ihr Leben zu Ende geht. Damit kommt der Lebensrückblick einem Verarbeitungsprozess gleich. Es handelt sich um ein Konzept, das der psychodynamischen Tradition entstammt und deshalb tendenziell interventionsorientiert ist.

Life Review, lange Zeit als pathologischer Prozess verstanden, spielt in der aktuellen gerontologischen und psychotherapeutischen Forschung eine bedeutende Rolle als adaptiver Prozess bei der Einstellung auf den Alternsprozess hin (Haight, 1991; Maercker, 2009).

Der Unterschied zwischen Reminiscence und Life Review besteht für Staudinger (2001) darin, dass Life Review (im Gegensatz zu Reminiscence) über die Rekonstruktion von Lebensereignissen aus der Erinnerung hinaus auch deren Analyse (Evaluation und Erklärung) miteinschließt. Somit stellt Life Review für die Autorin sowohl einen Prozess als auch ein Produkt dar. Augst (2003, S. 51) schreibt zum Prozesscharakter im Life Review: „Ereignisse aus vergangener Zeit werden gesammelt und im Lichte gegenwärtiger Einstellung und Rückblicksmotivationen in ihrer Sinnhaftigkeit neu konstruiert."

Kohärenz: Unter Kohärenz wird die Beziehung zwischen Einheiten verstanden. Bezogen auf den Lebensrückblick ist Kohärenz jene Fähigkeit, die es ermöglicht, Verknüpfungen zwischen Elementen der Lebensgeschichte herzustellen. Damit macht sie die Konstruktion der Biografie möglich. Sie ist eng verbunden mit der biografischen Kompetenz, da erst durch sie die Lebensgeschichte logisch, nachvollzieh- und verstehbar wird. Sie ist somit auch unabdingbar für die Bildung von Identität. Kohärenz ist entscheidend für die Stabilität des Selbstbildes, da sie dessen Kontinuität und Wahrung garantiert (Habermas, 2005; Leist, 2008). Die Förderung der Kohärenzkompetenz ist eine Aufgabe der Lebensrückblickstherapie.

Lebensrückblickstherapie: Wiederholt konnte beobachtet werden, dass ältere Menschen das Bedürfnis haben, aus ihrem Leben zu erzählen, und dass dieser Erinnerungsarbeit ein heilender Effekt nachgewiesen werden konnte. Die Fähigkeit zum Erinnern und deren Funktionen nutzend, zudem die Möglichkeit eines lebensgeschichtlichen Verarbeitungsprozesse erkennend, entstand im Umfeld von Butler (1963) der Lebensrückblick als therapeutische Interventionsmöglichkeit. Im Anschluss daran wurden diverse Formen von Lebensrückblickstherapien entwickelt, die vorwiegend in der therapeutischen Arbeit mit älteren Menschen eingesetzt werden (Maercker, 2009, 2013; Kast 2010; Haight & Haight, 2013). In der Lebensrückblickstherapie werden, im Gegensatz zum Lebensrückblick, verdrängte Anteile bewusst gemacht und tiefere, verändernde Prozesse in Gang gesetzt. Die Abnahme depressiver Verstimmungen und die Zunahme von Lebenszufriedenheit, Wohlbefinden, das Erleben von Selbstwirksamkeit, die Stärkung der Resilienz und die Aktivierung von Bewältigungsmechanismen, sind Auswirkungen einer Lebensrückblicksintervention (Maercker, 2013; Kast, 2010; Haight & Haight, 2013).

Lebenslauf: Der Lebenslauf bezeichnet das ganze Leben mit all seinen objektiven Daten und Ereignissen. Der Begriff stammt aus dem Griechischen und meint die Beschreibung des Lebens. Er wird im Lateinischen Curriculum Vitae genannt und ist ein individueller, einmaliger, unaufhebbarer Lebens- und Entwicklungsgang, der von der Geburt bis zum Tod reicht (Häcker, 2004). Dabei werden die wichtigsten individuellen Lebensdaten und Ereignisse einer Person in chronologischer Form, im Sinne einer sequentiellen Benennung, zusammengefasst (Rosenthal, 1995).

Biografie, biografische und narrative Kompetenz: Die Biografie ist ein erweiterter Lebenslauf, angereichert und ergänzt mit Reflexion, Emotionalität, Bewertung und Sinngebung. Sackmann (2007, S. 50) definiert Biografie als das „sinnhafte Handeln eines Subjektes in einer durch einen Lebensprozess vorgegebenen Zeitstruktur". Sie ist die Lebensgeschichte einer Person und die Darstellung der Lebensleistung. Hauptziel einer Biografie ist es, ein individuelles Leben subjektiv nachzuzeichnen, wie es sich über die Jahre hinweg entwickelt hat (Levinson, D.; Darrow; Levinson, M. H.; McKee, 1978). Sie konstituiert sowohl die soziale Wirklichkeit als auch Erfahrungs- und Erlebniswelten der Subjekte (Rosenthal, 1995, S. 12 f.). Die Autorin weist darauf hin, dass die biografische Selbstpräsentation, neben dem „Zugang zum lebensgeschichtlichen Prozess der Internalisierung der sozialen Welt im Lauf der Sozialisation", auch die Möglichkeit schafft, biografische Erfahrungen einzuordnen, und damit zur Bildung von Erfahrungsmustern beiträgt, die der „zukünftigen Orientierung in der Sozialwelt dienen" (Rosenthal, 1995, S. 13). Dabei handelt es sich nicht um eine zufällige Leistung des Individuums. Sie ist vielmehr geprägt vom Einfluss des sozialen Umfeldes und vollzieht sich immer wieder neu in der Interaktion mit bedeutsamen Anderen. Sie ist ein kreativer, nie abgeschlossener Akt.

Biografische Kompetenz bezeichnet „die praktische, meist nur halbbewusste Steuerung des Prozesses biografischen Handelns" (Sackmann, 2007, S. 50). Sie ist somit zentral für das Konzept der Biografie, da sie die Entwicklung einer biografischen Gestalt ermöglicht. Sie äußert sich als Flexibilität gegenüber der eigenen biografischen Linie. Dazu gehört ebenso die Fähigkeit, die eigene Geschichte zu reflektieren, die Erschließung subjektiver Sinnquellen, die Aufgeschlossenheit gegenüber externen Veränderungen und die Fähigkeit, darauf zu reagieren und alternative biografische Linien entwerfen zu können. Die Fertigkeit und die Handlungsweise, von denen Personen erzählen, wenn sie ihr Leben schildern, werden als biografische Kompetenz bezeichnet (Sackmann, 2007).

Durch die Zentralität der biografischen Kompetenz unterscheidet sich die Biografie vom Lebenslauf.

Die biografische Kompetenz bedingt eine *narrative Kompetenz*. Narrative Kompetenz bedeutet nach Boueke et al. die Fähigkeit, Geschichten sowohl zu verstehen als auch zu erzählen. Boueke et al. (1995) sehen in der narrativen Kompetenz eine grundlegende, sprachliche und kognitive Fertigkeit, die eine strukturelle Organisation eines Textes als Erzählung ermöglicht. Erzählungen werden als Geschichten mit einem Anfang, einer Mitte und einem Ende verstanden (Boothe, 2002; 2004). Deren Hauptmerkmal ist das Unerwartete, die Krise, die plötzliche Wende. Geschichten leben von der Spannung zwischen dem Erwarteten und dem tatsächlich Eingetretenen. Das Leben wird erzählend aktualisiert und vergegenwärtigt.

Boothe (1992) und Straub (2000) sehen deshalb die narrative Kompetenz als eine unabdingbare psychologische Voraussetzung für die biografische Selbstthematisierung. Sie wird als die Fähigkeit bezeichnet, die es ermöglicht, dem eigenen Leben eine biografische Gestalt zu geben (Boothe, 2003).

Identität: Der Begriff Identität wurde von Erikson (1968) eingeführt. Verschiedene Autoren haben diesen Begriff unterschiedlich definiert. Für Erikson ist die Identität die „unmittelbare Wahrnehmung der eigenen Gleichheit und Kontinuität in der Zeit, und die damit verbundene Wahrnehmung, dass auch andere diese Gleichheit und Kontinuität kennen“ (Erikson, 1973, S. 20). Marcia (1993) hingegen sieht in der Identität eine innere, selbstkonstruierte, dynamische Organisation von Trieben, Fähigkeiten, Überzeugungen und individueller Geschichte. Für Oerter (1995) bezieht sich der Begriff auf Folgendes:

- Die Kombination von persönlichen, unverwechselbaren Daten des Individuums wie Name, Alter, Geschlecht und Beruf, welche kennzeichnend sind. Er ist auch auf Gruppen oder Kategorien von Personen anwendbar.
- Im psychologischen Sinne auf die Persönlichkeitsstruktur des Individuums. Er ist verbunden mit dem Bild, das andere von dieser Persönlichkeitsstruktur haben.

- Auf das Verständnis für die Selbsterkenntnis und den Sinn für das, was man ist, was man sein will.

Identität als Einheit der Person wird durch Kohärenz, Kontinuität und Konsistenz gekennzeichnet, und wird sozial vermittelt und konstruiert. Das wesentliche Merkmal von Identität ist, dass sie selbst-konstruiert ist. Sie ist die Antwort auf die Frage: „Wer bin ich?"

„Identität ist die Einheit aus Selbstkonzept, Selbstwertgefühl, Selbstbild und Kontrollüberzeugung eines Menschen, die er aus subjektiv bedeutsamen und betroffen machenden Erfahrungen über Selbstwahrnehmung, Selbstbewertung und personale Kontrolle entwickelt und fortentwickelt, die ihn zur Verwirklichung von Selbstansprüchen, zur Realitätsprüfung und zur Selbstwertherstellung im Verhalten motivieren." (Hausser, 1995, S. 66)

Krappmann (1973) unterscheidet zwischen privatem und öffentlichem Selbst. Es ist persönliche Identität, die den lebensgeschichtlichen Zusammenhang unter den Erfahrungen herstellt, die ein Mensch macht. Sie zieht sich wie ein roter Faden durch den Strom der Ereignisse und ist zudem ein gleichbleibender, identischer Brennpunkt, den sich das Individuum als Selbst konstruiert. Soziale Identität entsteht aus dem Bild, das die anderen sich von einem selbst machen. Allen Identitätsbeschreibungen sind zwei Grundbemühungen des Individuums gemeinsam:

1. Das Bemühen, sich selbst zu erkennen.
2. Das Bestreben, sich selbst zu gestalten, an sich zu arbeiten, sich zu formen.

Selbsterkenntnis und Selbstgestaltung treiben die Identitätsentwicklung voran. Brockmeier (1999, S. 22) vertritt die Meinung, dass menschliche Identität erst im narrativen Modus Gestalt gewinnt:

„Jene Gestalt, die sich ein Individuum im diskursiven Wechselspiel mit den realen und imaginierten Adressaten seiner Erzählung, in Form seiner Lebensgeschichte gibt."

Damit betont er die Bedeutung des autobiografischen Erinnerns und Erzählens als unabdingbar für die Entwicklung der Identität.

Selbstkonzept: Der Begriff des Selbstkonzeptes geht auf Raimy (1963) zurück. Pinquart (1998, S. 5) definiert es als „gelerntes perzeptuelles System über sich selbst, sowie als komplexes Organisationsprinzip, das eintreffende Informationen schematisiert". Die Begriffsbestimmung ist jedoch nicht eindeutig. So werden in der Literatur folgende unterschiedlichen Aspekte des Konzeptes betont:

- Gecas (1982), Gergen (1981) und Cantor und Kihlstrom (1987) sehen im Selbstkonzept ein strukturiertes System von Perzeptionen und Kognitionen, das einen Selbstbezug aufweist.
- Filipp (1984) interpretiert es als ein internes Selbstmodell, ein individuelles Selbstbild.
- Laut Greenwald (1980) ist es eine Theorie über sich selbst.
- Mummendey (1990) und Rosenberg (1979) definieren das Selbstkonzept als Einstellung zu sich selbst. Sie unterscheiden darin sowohl kognitive als auch affektive und konative Aspekte.

Im psychoanalytischen Sinne beinhaltet das Selbst die Vorstellungen, die eine Person von sich und seinen Beziehungen zur Umwelt hat. Sie führen zur Selbsterkenntnis, die eine Voraussetzung für die Selbstverwirklichung ist.

Selbstreflexion, Selbsterkenntnis: Das Nachdenken über sich selbst wird als Selbstreflexion bezeichnet. Sie beinhaltet die Selbstbeobachtung, die Selbstkritik, das kritische Hinterfragen und Beurteilen des eigenen Denkens, der eigenen Meinungen, Ansichten, Standpunkte und Handlungsweisen. Dieser Prozess führt zur Selbsterkenntnis, der Erkenntnis einer Person über ihr Selbst, die zu einer realistischen Selbsteinschätzung beiträgt und sowohl Selbstüberschätzung als auch Minderwertigkeitsgefühlen vorbeugt. Voraussetzung für die Selbsterkenntnis ist eine möglichst objektive Selbstbeobachtung und Einschätzung des Selbstbildes (Ritter & Eisler, 1971). Selbstreflexion ist das Erkennen des Verhältnisses zum eigenen Selbst.

Resilienz: Mit Resilienz wird die psychologische und körperliche Widerstandsfähigkeit bezeichnet, die Menschen befähigt, psychologische und psychische Belastungen unbeschädigt auszuhalten und zu meistern. Sie ist im Zusammenhang mit Psychotherapie von Bedeutung, da eines der therapeutischen Ziele die Wiederherstellung der seelischen Widerstandskraft der Patienten ist. Kormann (2009) und Heller (2013) formulierten in ihren Forschungen zur Resilienz verschiedene Postulate:

Als Resilienz wird die Fähigkeit beschrieben, sich nach Krankheit, Veränderung und Unglück schnell zu erholen. Ihr Gegenteil, die individuelle Verwundbarkeit und Anfälligkeit wird als Vulnerabilität bezeichnet. Die Autoren sehen in der Resilienz einen steten Prozess der Anpassung angesichts einer Belastung, eines Schicksalsschlages oder eines hohen Stressniveaus. Sie ist damit die Fähigkeit, aus schwierigsten Lebensumständen gestärkt und mit größeren Ressourcen herauszukommen. Das Prozesshafte der Resilienz betrifft die Protektion (Schutz des Immunsystems), die Reparatur (Wiederherstellung der psychischen Gesundheit) und die Regeneration (Erholung und Stärkung). Resilienz kann als ererbte Veranlagung zur Vitalität, die eine gewisse Unempfindlichkeit gegenüber Belastungsfaktoren gewährleistet, verstanden werden.

2 Entstehung und Funktion des Selbstkonzeptes

2.1 Selbstkonzept

Das Selbstkonzept im höheren Lebensalter

Das Selbstkonzept beschreibt einen komplexen Gegenstand, der sich theoretisch nicht leicht einordnen lässt. So sehen Mummendey (1990) und Rosenberg (1979) darin die Einstellung zu sich selbst. Folgende Aspekte werden unter dem Selbstkonzept zusammengefasst (Pinquart, 1998, S. 3):

- Kognitive Aspekte (Inhalt des Selbst, Eigenschaften, soziale, identitätsbildende Bedeutungen),
- affektive Aspekte (positive oder negative Bewertungen des Selbst),
- konative Aspekte (Selbsteinschätzung der Kompetenz oder individueller Handlungsorientierung).

Beobachtungen zeigen, dass Menschen sowohl kognitive als auch evaluative und intentionale Merkmale zum Gegenstand von Selbstbeschreibungen machen, und diese zur Selbsterkenntnis und zum Aufbau ihres Selbstbildes, ihres Selbstkonzeptes nutzen. Diese Merkmale sind jedoch nicht nur Abbild von Aspekten einer Person. Sie stehen auch in Interaktion mit der Umwelt, deren Rückmeldung als bedeutsame Ressource zur Entstehung des Selbstkonzeptes beiträgt. So ist im Selbstkonzept „die psychische Repräsentation interaktionaler Aspekte zu berücksichtigen“ (Pinquart, 1998, S. 4).

Im Selbstkonzept ist nach Bartlett (1932) das über die bisherige Lebenserfahrung aufgebaute autobiografische Wissen repräsentiert. Darin werden Konstanz und Veränderungen vereint. Zugleich bietet es eine Garantie für Stabilität und Bewahrung von Identität. Prinzipiell können alle Aspekte der eigenen Person zum Gegenstand des Selbstkonzeptes werden. Dabei unterscheidet Hausser (1995) zwischen habituellem und aktuellem Selbstkonzept.

Während sich habituelle Aspekte, vom Autor in Selbstkonzeptfragebögen erfasst, auf situationsübergreifende Aussagen beziehen, werden in konkreten Situationen diverse Aspekte des Selbstkonzepts aktualisiert und situativen Anforderungen angepasst. Der Autor stellt fest, dass habituelle, d. h. zentrale Aspekte, durch situative Faktoren nur geringfügig beeinflusst werden, während periphere Komponenten situationsspezifisch „aktiviert und modifiziert“ werden. Wegen der theoretischen Unschärfe des Begriffs des Selbstkonzeptes wurde von Pinquart (1998, S. 5) der Versuch unternommen, aus persönlichkeitspsychologischen Theorien folgende Dimensionen psychischen Wohlbefindens abzuleiten:

- Selbstakzeptanz,
- erlebte positive Beziehung zu anderen Menschen,
- erlebte Autonomie,
- wahrgenommene Umweltbeherrschung,
- Lebenssinn,
- persönliches Wachstum.

Der Schutz seines Selbstkonzeptes, dessen Regulierung und Aufrechterhaltung hat für das Individuum erste Priorität. Wird unter dem Selbstkonzept die Widerspiegelung von Aspekten der eigenen Person verstanden (Rosenberg, 1979), so vertreten Baltes und Baltes (1989) die Ansicht, dass die Fähigkeit zu dessen Aufrechterhaltung wesentlich zum erfolgreichen Altern gehört. Ein intaktes Selbstkonzept birgt Potenzial, das im höheren Alter zur Bewältigung von altersbedingten Belastungen genutzt werden kann. Die Meinung der Autoren deutet jedoch darauf hin, dass das Selbstkonzept auch bedroht sein kann. Die Konfrontation mit kritischen Lebensereignissen, negative soziale Rückmeldungen, Verlusterlebnisse und zunehmende Einschränkungen der täglichen Aktivitäten sind Risiken, die mit zunehmendem Alter das Selbstkonzept bedrohen können (Pinquart, 1998).

Somit rückt die Frage nach dem Schutz des eng mit dem Selbstkonzept verknüpften Selbstbildes und des davon abhängigen Selbstwertes im höheren Lebensalter in den Vordergrund. Wie wird die Aufmerksamkeit auf positive Aspekte der eigenen Person gelenkt? Unter welchen Bedingungen kann der Schutz des Selbstwertes gelingen oder scheitern? Welche Aspekte des Selbsterlebens der Senioren bilden zentrale Bereiche ihres Lebens ab? Pinquart arbeitet die Bedeutung ausgewählter Konzepte heraus (Pinquart, 1998, S. 5 ff.):

- Negative Fremdbewertungen (z. B. negative Altersstereotypien) können eine Auswirkung auf die Selbstbewertung der Senioren und somit auf die *Selbstachtung*, die *Lebenszufriedenheit* und die *Affektlage* haben. Gelingt Senioren der Schutz ihres Selbstwertes oder sind sie negativen Bewertungen passiv ausgeliefert?

- Wie wird das eigene Alter unter der Bedingung, dass Alter gesellschaftlich negativ bewertet wird, erlebt?
- Geht der Verlust sozialer Rollen einher mit Sinnverlust oder ist der alternde Mensch in der Lage, neue Quellen des *Lebenssinns* zu erschließen?
- Schlägt sich mit dem steigenden Risiko von Erkrankungen und Beeinträchtigungen wichtiger körperlicher Funktionen, der damit verbundene Verlust von Autonomie im *subjektiven Gesundheitszustand* und im *Kompetenzerleben* von Senioren nieder?
- Führen physische, soziale und psychische Veränderungen zu Brüchen im Leben, oder gelingt die Aufrechterhaltung von *Identität* und Kontinuität?
- Werden individuelle Zukunftsvorstellungen, angesichts der verbleibenden Lebenserwartung, von Risiken für altersbedingte Verluste bestimmt, oder nutzen Senioren Möglichkeiten, positive Zukunftsvorstellungen zu entwickeln? Gelingt eine Anpassung der Zukunftsperspektive an die Chancen und Risiken des Alters?

In Studien wurde die günstige Wirkung eines positiven Selbstkonzeptes auf die Bewältigung von altersbedingten Belastungen und Einschränkungen belegt. So konnten Murrell, Meeks & Walker (1991) den Nachweis erbringen, dass Selbstachtung eine protektive Funktion haben kann: Ältere Verwitwete mit einer hohen Selbstachtung wiesen ein geringeres Risiko auf, an einer Depression zu erkranken als diejenigen mit einer niedrigeren Selbstachtung.

Kessler und Essex (1982) schreiben dem Selbstkonzept stresspuffernde Effekte zu. Dieser Effekt konnte in der Selbstwirksamkeitserwartung, ein belastendes Ereignis kontrollieren zu können, festgestellt werden. Hingegen hatte die Selbstachtung keinen stressmindernden Effekt.

> **!** **Ein intaktes Selbstkonzept birgt Potenzial, das im höheren Alter zur Bewältigung von altersbedingten Belastungen genutzt werden kann.**

Selbstreflexionen im höheren Lebensalter

Die Reflexion über das eigene Leben gilt als menschliche Grunderfahrung. Sie verhilft zu einer Auseinandersetzung mit dem eigenen Werden, mit Höhen und Tiefen, mit Gelingen und Scheitern, mit Freuden und Leiden des eigenen Lebens und gehört über die gesamte Lebensspanne hinweg zu den bedeutsamen, sinnstiftenden und korrektiven Grundfragen menschlichen Seins. Der alternde

Mensch, als ein nicht nur physisch determiniertes Wesen, wird als handelndes Subjekt verstanden. Somit kann die Selbstreflexion als aktives Handeln betrachtet werden. Die individuelle Entwicklung des Menschen (Saup, 1991) ist ein lebenslanger Prozess, in dem die Selbstreflexion ein ständiger Wachstumsbegleiter ist (Augst, 2003).

Selbstreflexion ist die kognitive Auseinandersetzung mit Bereichen des Lebens, die zum eigenen Selbst in einer relevanten Beziehung stehen. Es werden stets unterschiedliche Zeitebenen einbezogen. Die Betrachtung des eigenen Lebens ist mehr als ein „Schwelgen in der Vergangenheit" oder ein „inquisitorisches Bohren nach dunklen Vergangenheitsflecken" (Trilling, 2004, S. 5).

Genauso relevant ist die Betrachtung von Gegenwart und Zukunft. Die biografische Vergangenheit manifestiert sich in der Gegenwart der Erzählung (Rosenthal, 1995). Die Autorin betont das Zusammenspiel von Gegenwart, Vergangenheit und Zukunft im Lebensrückblick, da Gegenwart und die antizipierende Zukunft konstituierende Elemente der Vergangenheit sind. Zugleich entsteht die Gegenwart sowohl aus der Vergangenheit als auch aus den Zukunftsperspektiven. Guardini (2008) sieht in dieser zeitlich erweiterten Perspektive ein bedeutsames Potenzial des Alters.

Der Einbezug verschiedener Zeitebenen ist zudem bedeutsam, da eine Lebensreflexion nicht statisch ist, nicht absolut. Sie ist auf dem Hintergrund fortschreitenden Lebens einem steten Wandel unterworfen und konstituiert sich immer wieder neu. Zeitliche Dimensionen, als bedeutsame Aspekte der Sinnkonstituierung, spielen unterschiedliche Rollen.

„Die Gegenwart ist kurz, die Zukunft ungewiss; allein die Vergangenheit ist fest und bleibend". (Augst 2003, S. 14)

Deutungen von Ereignissen verändern sich jedoch im Laufe der Zeit. Die vermeintlich stabile Vergangenheit wird in der Gegenwart neu bewertet, mit dem Ziel, eine gute Gestalt zu formen (Staudinger & Dittmann-Kohli 1992, S. 421). So erhält beispielsweise das, was in der Vergangenheit als Chaos erlebt wurde, im selbstreflexiven Prozess Struktur und Gestalt. Neubewertungen, neu gewonnene Einsichten können für die Zukunft genutzt werden (Rosenthal, 1995). Damit beeinflussen sie Bedeutung und Inhalte von Zukunftsvorstellungen im Alter (Augst, 2003). „Versuche der aktiven Beeinflussung der Zukunft tragen zu einem positiven Zukunftskonzept der Senioren bei." (Pinquart, 1994, S. 23)

Lehr (1987, 2000) vertritt ein Gegenmodell zu den defizitorientierten Theorien des Alterns, die vorwiegend Abbau und Verlust, Krankheit und Tod fokussieren. Sie beschreibt die Antizipierung der Zukunft im Alter nicht nur im Sinne des nahenden Lebensendes. Zum einen werden ihr sowohl Entwicklungsmöglichkeiten als auch Entwicklungsziele zugeschrieben. „Zum andern werden dabei einzelne Ereignisse (Handlungen), die durch Interessen, Regeln oder Traditionen geleitet sind, in den Blick genommen, aber auch Werthaltungen, Einstellungen oder komplexe Handlungen, die mit übergreifenden Sinngehalten verbunden sind." (Augst, 2003, S. 4)

Welche Schwerpunkte dabei gesetzt werden und welche Themen in den Mittelpunkt der Reflexion rücken, liegt in der Hand des einzelnen Individuums, das dabei eine subjektive Gewichtung vornimmt. Bei zeitlich übergreifenden Betrachtungen oder inhaltlicher Bündelung von Themensträngen kann auch von Lebensbetrachtung, von Lebensreflexion gesprochen werden (Augst, 2003, S. 4). Wird die Reflexion zu einer Betrachtung größerer Zusammenhänge, kommt sie einer Bilanzierung des Lebens gleich, welche das Individuum möglichst positiv zu gestalten bestrebt ist. Sie entsteht aus dem Vergleich zwischen einem SOLL und einem IST. Das Individuum misst das Reale seines Lebens an seinem individuellen Ideal. Daher führt das Abwägen zwischen Geschaffenem und Nicht-Erreichtem zur Bewertung des Lebens (Guardini, 1998). Klafft eine zu große Lücke zwischen IST und SOLL, sind Selbstbild und Selbstkonzept des Individuums bedroht. Diese Belastung des Selbstkonzeptes erfordert eine Regulierung im Sinne einer möglichst positiven Bilanzierung, um eine drohende Dekompensation zu verhindern.

Eng verbunden mit der Bilanzierung steht die bewertende Betrachtung des eigenen Lebens. Unabhängig vom Grad der Reflexionsfähigkeit kommt ihr im höheren Lebensalter eine besondere Bedeutung zu (Augst, 2003). Trotz vieler altersbedingter Verluste und der damit verbundenen psychischen und physischen Vulnerabilität fallen Baltes (1998) immer wieder die zahlreichen positiven Lebensbewertungen auf. Dieses Phänomen steht nach Ansicht von Baltes und Smith (1990, S. 97) dem immer weiteren Auseinanderklaffen von Entwicklungsgewinn und -verlusten als zentrale Lebensproblematik des Alterns diametral entgegen. Dieser Befund könnte sich daraus erklären, dass die Lebensbetrachtung eine Ressource zur Bewältigung von unweigerlich eintretenden, altersbedingten Belastungen und Verlusten sein kann. Auch Thomae (1988, S. 221) weist auf Bewältigungsressourcen alter Menschen hin:

> *„Das Werden zu sich selbst im Alter steht weiterhin, wie das bisherige Leben, unter dem Primat der praktischen Sinnentwürfe mit ihren konstitutiven Erfüllungsgestalten. Dem Aspekt von Negativität und Fragilität steht ein hohes Maß an Zufriedenheit älterer Menschen mit ihrer allgemeinen Lebenssituation gegenüber."*

Im Sinne von Erikson (1971) kann Selbstreflexion im höheren Lebensalter zur

Erlangung von Ego-Integrität, der letzten Stufe in Eriksons Modell psychischer Entwicklung (Kap. 4), beitragen.

Die individuelle Entwicklung des Menschen ist ein lebenslanger Prozess, in dem die Selbstreflexion ein ständiger Wachstumsbegleiter ist.

2.2 Erinnern

Bevor Geschichten erinnernd rekonstruiert und zur narrativen Darstellung gelangen können, werden sie erlebt. Erst damit können sie zur biografischen Erfahrung werden. Im autobiografischen Erinnern werden, nebst der Rekonstruktion spezifischer Ereignisse, Verknüpfungen mit weiteren Elementen der eigenen Biografie vollzogen. In engem Zusammenhang mit dem gegenwärtigen Selbstbild stehend, kommt ihm eine identitätskonstituierende, emotionsregulierende Bedeutung zu. Habermas (2005, S. 685) konzipiert autobiografische Erinnerungen als „Rohmaterial für die Konstruktion der Lebensgeschichte und Identität". Nach Bluck (2003) und Singer und Salovey (1993) sind Wiedererleben, Emotionalität, Quellenzuordnung und Perspektivität bedeutsame Aspekte autobiografischen Erinnerns. Dabei werden Inhalte des autobiografischen Gedächtnisses abgerufen, die persönlich bedeutsame Ereignisse der Vergangenheit wiedergeben. Auch wenn Erinnerungen vergangenheitsorientiert sind, so sind sie ein Produkt der Gegenwart. Der Anlass für Reminiszenzen ist insofern gegenwartsbezogen, als dieser durch aktuelle Interessen, Bedürfnisse, Wünsche und Befindlichkeiten bestimmt ist.

Angesichts der eingeschränkten Lebenserwartung kommt im höheren Lebensalter dem autobiografischen Erinnern eine besondere Bedeutung zu: Es geht dabei „um den Prozess des Einreihens von Ereignissen in die chronologische und kausale Reihe bedeutsamer Lebensereignisse" (Habermas 2005, S. 686).

Es gilt, Ereignisse nicht psychisch isoliert stehen zu lassen, sondern deren Bedeutung für das eigene Leben anzuerkennen und sie zu integrieren. Dieser Integrationsprozess setzt Erinnerungsarbeit voraus. Ist die Zukunft eingeschränkt, wird der Blick auf die eigene Vergangenheit von großer Bedeutung. Ein gezielter *Lebensrückblick* unterstützt diesen Prozess (Habermas, 2007).

Emotionale Involviertheit ist die Voraussetzung, damit wir uns an ein bestimmtes Ereignis erinnern können.

Erinnern als Rekonstruktion von Vergangenheit

Sind autobiografische Erinnerungen subjektive Berichte von Vergangenem, so können sie als Produkte betrachtet werden, die auf einer persönlichen Rekonstruktion basieren (Rosenthal, 1995). Sowohl Perrig-Chiello und Perrig (2007, 1995) als auch Tulving (1983, 2005) belegen in ihren Studien, dass nicht objektive Sachverhalte Gegenstand persönlicher Erinnerungen sind. Auch sie betonen die Bedeutung zahlreicher, sowohl situativer als auch individueller Faktoren, die autobiografisches Erinnern beeinflussen. Lucius-Hoene und Deppermann (2004, S. 30) weisen ebenfalls darauf hin, dass Erinnern „sich als selektiver, konstruktiver und aktiver Prozess des Zugriffs auf Informationen zu einem Geschehen, die bereits selektiv kodiert, partiell vergessen und vielfältig transformiert wurden", vollzieht. Auf diesem Hintergrund ist es, obwohl provokativ, so doch legitim und aktuell, den Realitätscharakter von Erinnerungen in Frage zu stellen.

Loftus, Levidow und Duensing (1992) und Nourkova, Bernstein und Loftus (2004) betonen in ihren Untersuchungen die Bedeutung von Suggestibilität, Extraversion, der Leistungsfähigkeit des Arbeitsgedächtnisses, als auch der Intelligenz, des Bildungsniveaus und der kreativen Vorstellungskraft als Faktoren, die zur Beeinflussung und Verzerrung von Erinnerungen führen können. Auch in den Studien von Perrig-Chiello und Perrig (2007, S. 56) konnte der Nachweis erbracht werden, dass „sowohl die Rekonstruktion der Vergangenheit, als auch die Wahrnehmung der gegenwärtigen psychischen Befindlichkeit, stark durch Persönlichkeitsfaktoren determiniert werden."

Auf diesem Hintergrund stellt sich die Frage, welche Aspekte der eigenen Geschichte zum Gegenstand von Erinnerungen werden. In welcher Beziehung unterscheiden sich etwa Erinnerungen von Männern und Frauen? Niedzwienska (2003) stellte eher Unterschiede hinsichtlich des Inhaltes, als der Menge von autobiografischen Erinnerungen fest. So erinnerten Frauen mehr Details, die Inhalte waren emotionaler und beziehungsorientierter als jene von Männern. Nach Fromholt, Larsen, P. und Larsen S. F. (1995) berichteten ältere Menschen, die an einer Depression litten, mehr negative Reminiszenzen als ihre gesunden Altersgenossen.

Autobiografische Erinnerungen sind subjektive Berichte von Vergangenem. Sie sind Produkte einer persönlichen Rekonstruktion.

Erinnerungen sind verzerrt

Die biografische Wahrheit sei nicht zu haben, meint Freud (1936). Damit weist er auf die Tatsache hin, dass autobiografische Erinnerungen kaum die objektive Wahrheit wiedergeben würden. Bourdieu (2000) bezeichnet die Autobiografie gar als eine Illusion. Erinnerungen seien verzerrt, weil sie das subjektive Erleben und die individuelle Sichtweise des Individuums wiedergäben. Erinnerungen sind erdichtete Wahrheiten. Wahr sind sie aus der Sicht des Subjektes und erdichtet werden sie, weil ihm die objektive Wahrheit nicht zugänglich ist. Das Individuum erdichtet sie, um sie seinen identitäts- und selbstbildbezogenen Bedürfnissen anzupassen, und damit seine psychische Stabilität zu sichern (Grimm, 2009). Diese subjektive Sichtweise macht es aus, dass Erinnerungen für das Subjekt wahr sind. Die Verzerrung bezieht sich deshalb nur auf die objektiven Fakten. Es sind demnach diese schöpferischen Verfälschungen der reinen Fakten, die dazu beitragen, die Wahrheit und die Bedeutung des Erlebens besser zu vermitteln (Odermatt, 2008).

In der Psychoanalyse wird im Zusammenhang mit der biografischen Wahrheit von der „Wahrheit des Subjekts" gesprochen (Bruder 2003, S. 10). Das, worauf es ankommt, ist die erinnerte emotionale Betroffenheit. Sartre stellt die These auf, dass das Subjekt aus seiner Vergangenheit eine Auswahl trifft (Holzhey, 2002). Wohl sind die Fakten unabänderlich, deren Wirkung hängt jedoch von der Bedeutung ab, die das Individuum dem Ereignis verleiht. Diese Bedeutung ist nicht starr, sondern kann jederzeit revidiert und der aktuellen psychischen und sozialen Situation angepasst werden.

> *„Das Erinnern, das Vergessen und das Verdrängen, sind Modi der Wahl der eigenen Vergangenheit. Mit ihnen bestimmt jeder mit, was aus der Vergangenheit in welcher Weise auf sein derzeitiges Leben Einfluss hat." (Holzhey 2002, 166)*

Der autobiografisch Erinnernde hat als zentrales Motiv, sich einem Gegenüber so darzustellen, wie er gerne gesehen werden möchte (Bruder, 2003; Welzer, 2002).

> *„Die sich erinnernde Psyche ist in vielfacher Weise schöpferisch aktiv, sie komprimiert, dramatisiert, sie ‚verpersönlicht', sie gestaltet Ereignisse um, setzt sie in einen anderen als den ursprünglichen Zusammenhang, übertreibt." (Odermatt, 2008, S. 83)*

Auch wenn es sich dabei nicht um objektive Fakten handelt, so bleibt fraglich, ob diese Erinnerungen als subjektive Wahrheit zu bezeichnen sind. Wohl sagt das Individuum nicht alles, was es weiß, vielmehr weiß es nicht alles, was es zu sagen hätte, weil ihm viele Gründe seines Verhaltens, Denkens und Fühlens gar nicht bewusst sind (Bruder, 2003).

> *„Die biografische Wahrheit ist also entscheidend nicht zu haben, nicht aufgrund von Verschweigen, Verleugnung, Lüge und Täuschung, sondern von Selbsttäuschung und Verkennung." (Bruder, 2003, S. 10)*

Diese Wahrheit steht in einem engen Zusammenhang zu den früheren, prägenden Erfahrungen des Individuums, die dieses auf seine subjektive Weise deutet. Vaillant (2000, S. 98) weist zudem darauf hin, dass Änderungen in biografischen Skripten ebenso eine Funktion des inneren Zustandes wie der Sozialisation sind. Der Wahrheitsgehalt von Erinnerungen kann durch den Zuhörer nicht überprüft werden. Er kann einzig Möglichkeiten einer anderen Sichtweise aufzeigen, die allerdings wiederum seiner subjektiven Wahrheit entspringen.

So ist autobiografisches Erinnern, verbunden mit dem Erzählen, angewiesen auf ein Gegenüber (Boothe, 2003a). Wenn der Erinnernde sich einem bestimmten Gegenüber in einem bestimmten Lichte darstellen möchte, so bestimmt dieses Gegenüber möglicherweise die Erinnerungen des Erzählers mit und wird somit zum Mit-Gestalter von dessen Biografie. Bruder (2003, S. 13) vertritt die Ansicht, dass die Erinnerungen in einem biografischen Interview durch Vorannahmen bezüglich der Bedeutung der Interview-Situation für das eigene Verhalten und die Selbstdarstellung gelenkt sind. Eine Rolle spielen auch die Erwartungen, was das Interview dem Interviewten bringen wird. Es kann deshalb von einer sozialen Erwünschtheit der Erinnerungen gesprochen werden.

Diverse Autoren (Lucius-Hoene, 2004; Habermas, 2005; Jaeggi 2003) betonen in ihren Arbeiten ebenfalls die Kontaminierung von Erinnerungen durch Verleugnung und Verdrängung, die den emotionalen und motivationalen Anteil von Erinnerungsverzerrungen ausmachen. Als kognitiven Anteil sehen sie aktuelle neue Reize, die jene zum Zeitpunkt des Ereignisses überlagern. Diese kognitiven Verzerrungen tragen dazu bei, dass Erinnerungen in bekannte Schemata eingeordnet werden. Erinnerungen sind nicht vom sozialen Kontext zu trennen: weder vom früheren, die Wahrnehmung des Ereignisses prägenden, noch vom aktuellen, die Erinnerung beeinflussenden. Zudem sind sie abhängig von emotionalen Bedürfnissen und Zwängen, von motivationalen Faktoren und Zielen, die im Laufe des Lebens einem kontinuierlichen Wandel unterzogen sind.

Emotionale Involviertheit ist somit die Voraussetzung, damit wir uns an ein bestimmtes Ereignis erinnern können. Umgekehrt können Ereignisse, die emotional nicht bedeutsam waren, nicht oder kaum erinnert werden. Freud (1936) betont die Bedeutung der eigenen emotionalen, psychischen Verfassung sowohl zum Zeitpunkt des Ereignisses als auch jener zum Zeitpunkt des Erinnerns, das immer einen aktuellen Anlass hat. Auch Levine (1997) und Robinson und Clore (2002) stellten in ihren Studien fest, dass die aktuelle emotionale Befindlichkeit und die gegenwärtige Einschätzung des emotionalen Zustandes zum Zeitpunkt des Ereignisses die Rekonstruktion von autobiografischen Erinnerungen beeinflussen. Sie konnten den Nachweis erbringen, dass nicht nur die Menge, sondern auch die Inhalte von Erinnerungen durch den aktuellen psychischen Status beeinflusst werden.

> *„Der psychische Zustand, in dem sich jemand gegenwärtig befindet, steht irgendwie in Beziehung zu dem Stand der Geschichte, den der Erzähler gegenwärtig erreicht sieht. Doch das* irgendwie *an diesem Verhältnis ist nicht zu tilgen. Es wäre unsinnig, in Wehklagen über die Vergeblichkeit auszubrechen, mit der man sich um eine Angleichung der Erzählung an den Verlauf des eigenen Lebens bemüht." (Thomä, 2007, S. 99 f.)*

Somit kann auch nicht behauptet werden, dass es *eine* Erzählung des Lebens gebe.

> *„Mag eine Erzählung, die als geschlossener Kontext auftritt, Handlungsfolgen nahelegen, so büßt sie doch ihre unmittelbare Anschlussfähigkeit ein, weil sie von anderen Erzählungen durchkreuzt wird, die die Situation, in der man sich befindet, auch streifen." (Thomä, 2007, S. 100)*

In diesem Zusammenhang zeigt sich, dass Erinnerungen nicht chronologisch organisiert sind. Sie sind nicht temporal oder linear organisiert. Die fehlende Chronologie führt der Autor darauf zurück, dass Erinnerungen davon gefärbt sind, in welchen Zusammenhängen, seien diese emotionaler oder situativer Art, sie mobilisiert werden, und dass sie sich somit in ungeordneter Weise bemerkbar machen.

So wird die Vergangenheit nicht zu einer statischen, stabilen Größe. Vielmehr wird sie im Laufe des Lebens und durch autobiografisches Erinnern ständig transformiert und im Dienste der Aufrechterhaltung des Selbstkonzeptes und der Identität angepasst. Es gibt nicht eine Erzählung des Lebens. Ständig wird sie durchkreuzt von andern Erzählungen, die in der aktuellen Situation eine ähnliche Gefühlslage aufweisen. Thomä (2007) betont auch, dass keine Erzählung das *ganze* Leben umfasst.

> **!** Erinnerungen sind die subjektive Wahrheit des Erinnernden. Die objektive Wahrheit ist ihm nicht zugänglich. Aufgrund von Selbsttäuschung und Verkennung ist die biografische Wahrheit nicht zu haben.

Funktionen des Erinnerns im höheren Lebensalter

Im aktuellen interdisziplinär orientierten Ansatz der Gerontologieforschung sind nicht mehr altersbedingte Verluste und Defizite alleiniger Schwerpunkt. Vermehrt wird das Augenmerk auf die positiven Aspekte des Alterns gelenkt. In der Psychologie der Lebensspanne, die das gesamte Leben mit einbezieht, rücken zunehmend Kompetenzen und Ressourcen dieses Lebensabschnittes in den Mittelpunkt. Es wird die Meinung vertreten, dass im höheren Lebensalter ressourcenorientierte Erinnerungen für die Gestaltung eines guten Lebens und den Erhalt eins positiven Selbstbildes von Bedeutung sind. Beobachtungen haben zur Einsicht geführt, dass es verschiedene Formen des Erinnerns gibt, die zu einer differenzierteren Sichtweise des autobiografischen Erinnerns führen.

Alea und Bluck (2002) haben in ihren Studien zum autobiografischen Gedächtnis festgestellt, dass die Aufrechterhaltung eines kohärenten Selbst eine zentrale Funktion des Erinnerns ist, indem sie die Regulation psychischen Wohlbefindens zu gewährleisten vermag.

Zur Erhebung von Funktionen des Erinnerns entwickelte Webster (1993) mit der „Reminsicence Functions Scale (RFS)" einen Fragebogen mit 43 Fragen, in denen die Studienteilnehmer auf einer 6-Punkte-Skala eintragen, wie oft und zu welchem Zwecke sie sich erinnern. Diese Datenerhebungsmethode ermöglichte eine differenzierte Betrachtung von Erinnerungsfunktionen und führte schließlich zu deren Kategorisierung. Dabei ergaben sich sechs Funktionen (Wong & Watt, 1991; Webster, 1993; Pinquart, 1998; Alea & Bluck, 2002), deren Ziele unterschiedlicher Natur sind. Zu den ressourcenorientierten Funktionen gehören

- integratives Erinnern,
- instrumentelles Erinnern,
- transmissives Erinnern und
- narratives Erinnern.

Aber es stellte sich heraus, dass es auch Erinnerungsformen gibt, die dem Selbstbild abträglich sind:

- So kann *obsessives* Erinnern Gefühle der Schuld, der Scham, der Verzweiflung auslösen und zur Depression führen (Pinquart, 1998; Coleman, 2004).
- Auch das *evasive* Erinnern kann dysfunktional sein. Die Glorifizierung der Vergangenheit entspringt der Sehnsucht nach der „guten alten Zeit", die möglicherweise nur vermeintlich Sicherheit und Geborgenheit vermittelt hat.

Die Funktionen des Erinnerns müssen differenziert betrachtet werden, da deren Bezeichnungen allein wenig aussagekräftig sind. Was wird beispielsweise unter integrativer Funktion verstanden? Was ist Integration? Was trägt zur Integration bei? Woran merkt man, dass Integration stattgefunden hat? Es hat sich gezeigt, dass dann von Integration gesprochen werden kann, wenn es dem Autobiografen gelingt, sowohl schwierige als auch gute Erfahrungen zur eigenen Lebensgeschichte gehörend anzuerkennen. Klärungsfragen bestehen auch bezüglich der anderen Erinnerungsfunktionen. Die Autoren (Wong & Watt, 1991; Webster, 1993; Pinquart, 1998, Alea & Bluck, 2002) haben in ihren Studien Unterfunktionen zu den sechs Haupterinnerungsfunktionen gebildet, die zu deren besserer Verständlichkeit beitragen. Diese werden im Folgenden tabellarisch aufgelistet. Beispiele sollen die Funktionen einiger Unterkategorien verdeutlichen.

Integratives Erinnern (Pinquart, 1998, S. 168)
- Bewertungsprozesse,
- Bilanzierung des Lebens,
- Stärkung des Selbstbildes,
- besseres Verständnis für das eigene Leben,
- Förderung der Selbstakzeptanz,
- Sinnkonstituierung,
- Lösung offen gebliebener Konflikte,
- Erleben der Kontinuität von Vergangenheit und Gegenwart,
- Ego-Integrität als Folge der Integration von Vergangenheit und Gegenwart.

Es konnte aufgezeigt werden, dass Bewertungsprozesse, die Bilanzierung des Lebens und die Konstituierung von Sinn zu einer Stärkung des Selbstbildes und zur Förderung der Selbstakzeptanz führen. Ebenso kann die Lösung offen gebliebener Konflikte ein Schritt zur Integration sein. Dies ermöglicht die Verknüpfung von Vergangenheit und Gegenwart und fördert die von Erikson postulierte *Ego-Integrität* (Kap. 4). Voraussetzung ist die Fähigkeit zur Selbstreflexion, weil nur auf diesem Weg die Verknüpfung von Vergangenheit und Gegenwart möglich wird und die Ego-Integrität gefördert werden kann.

BEISPIEL

Heilung einer schweren Krankheit

Herr Kurt J. erzählt: „Es gab schon auch negative Sachen. Ich wurde mit einem Herzfehler geboren, und konnte bei vielen Aktivitäten nicht dabei sein. Ich durfte keinen Sport treiben. Das hat mein schwaches Herz nicht erlaubt. Ich musste auf Vieles verzichten. Aber es hat sich alles zum Guten gewendet. Nach einer Herzoperation mit 25 Jahren konnte ich ein beinahe beschwerdefreies Leben führen. Aber meine Gesundheit blieb doch etwas angeschlagen. Vor einigen Jahren hatte ich eine schwere Virusinfektion. Ich war sehr krank und wurde wie durch ein Wunder geheilt. Man fand nie ganz heraus, was es war. Es war wahrscheinlich von einer Hirnhautentzündung, eine Reizung. Ich bekam Schluckbeschwerden, konnte beinahe nichts mehr essen und trinken und magerte grässlich ab. Mit der Zeit war ich nur noch ein Häufchen Elend. Unser Hausarzt war in den Ferien. Trotzdem gingen wir in die Ferien, weil die schon abgemacht waren. Aber wir mussten vorzeitig nach Hause zurückkehren. Ich wurde in die Neurologie der Universitätsklinik eingewiesen. Aber man fand nichts Genaues heraus. Ich war in einem solch schlimmen Zustand, dass ich die Hoffnung auf Genesung aufgegeben hatte. Auch die Ärzte waren ratlos. Aber meine Frau wollte das nicht einfach so hinnehmen, und als mein Hausarzt wieder zurück war, kam sie mit und sagte: ‚Also jetzt muss etwas passieren, jetzt muss der Patient künstlich ernährt werden.' Und der Arzt meinte: ‚Ja, das stimmt, das ist notwendig, aber das können Sie auch zuhause machen.' Ich war dann noch einige Wochen bettlägerig. Ich bekam jeden Tag einen Liter Flüssigkeit intravenös. Mit der Zeit half das. Ich glaube, das unbekannte Virus hatte sich ausgetobt. Nach mehreren Wochen war ich wieder ein anderer Mensch, war wieder voll da. Das war natürlich schon schön. Es war wie ein Wunder. Und ich bin sehr dankbar, dass ich diese schwere Krankheit überlebt habe. Seither ist das Leben für mich noch kostbarer geworden."

Die positive Bewertung des Geschehens weist darauf hin, dass es sich bei dieser Erzählung um eine Integrative Erinnerungsfunktion handelt. Der Patient setzt den Akzent auf die beinahe wundersame Genesung und nicht auf die Schwere der Krankheit. Er hadert auch nicht mit seiner Herzschwäche, die häufige Verzichte zur Folge hatte. Vielmehr betont er die Wendung hin zum positiven

Ergebnis. Sein *Selbstbild* wird dadurch *gestärkt*, dass er seine Genesung einem Wunder zuschreibt und sich damit als „Auserwählter" einer höheren, ihm wohlgesonnenen Instanz wähnt.

BEISPIEL

Vaters Unterstützung

Frau Diana Z. erzählt: „Ich hatte sehr jung geheiratet. Nachdem wir sechs Jahre verheiratet waren, ließen wir uns scheiden. Als ich das meinen Eltern sagte, meinte meine Mutter: ‚Nein, das macht man nicht. Man scheidet nicht. Was man vor dem Herrgott versprochen hat, das hält man.' Und mein Papa sagte: ‚Das kommt gar nicht in Frage. Du siehst doch, wie unsere Tochter richtig verblüht. Schau sie mal an, wie sie aussieht. Kommt sofort wieder zu uns nach Hause. Hier bist du immer willkommen.' So zog ich mit meinen beiden Kindern wieder ins Dorf meiner Eltern zurück, wo ich in ihrem Haus eine kleine Wohnung beziehen und mich erholen konnte."

Dass das Wohlergehen der Tochter für den Vater Priorität vor der Einhaltung göttlicher Gebote hatte und er sich gegen den Widerstand der Mutter für das Wohlergehen seiner Tochter einsetzte, *stärkt* deren *Selbstbild*. Sie ist es dem Vater wert, dass er sich entgegen gültiger Normen für sie einsetzt.

Instrumentelles Erinnern (Pinquart, 1998, S. 168)

- Stärkung des Kompetenzerlebens,
- Nutzung erinnerter Erfahrung zur Lösung aktueller Probleme,
- Einfluss auf die Fähigkeit, aktuelle Lebensumstände zu meistern,
- positive, temporale Vergleiche (Bewusstsein, schwierige Situationen und Probleme bewältigt zu haben).

Auch beim instrumentellen Erinnern stellt sich die Frage nach der genaueren Bedeutung dieses Begriffs. Welche Fertigkeiten werden erinnert? Erst die Unterkategorien sind eine Hilfe bei der Klärung. Es geht bei dieser Funktion um die Nutzung erinnerter Erfahrungen, um Fähigkeiten, die in der Vergangenheit zur Verfügung standen, und die zur Lösung aktueller Probleme immer noch abrufbar sein können. Zugleich wird dem Erinnernden bewusst, dass er oder sie in der Lage war, schwierige Situationen zu meistern.

BEISPIEL

Musikakrobatik

Herr N., ein immer noch tätiger begabter Amateur-Trompetenspieler, der stolz auf seine musikalischen Fähigkeiten ist, erklärt mir detailliert den Aufbau eines anspruchsvollen Musikstückes und erzählt anschließend: „Ich muss das Stück zweimal in der Woche üben, so kann ich noch nicht auftreten. Ich kann es schon spielen, aber noch nicht hundertprozentig. Darum übte ich im Wald. Dann kamen Leute und sagten: ‚Sie, wo sind die andern?' Da sagte ich: ‚Ja, wer, die andern?' ‚Da spielt doch noch jemand.' ‚Nein, nein, ich habe das gespielt. Hören Sie zu! Ich spiele es noch einmal.' ‚Das ist ja nicht möglich, das ist ja Akrobatik, richtige Musikakrobatik.'"

Der Erzähler demonstriert in einem öffentlichen Raum seine außerordentlichen Fähigkeiten, für die er Applaus und Anerkennung erhält. Durch die Schilderung der Demonstration seiner musikalischen Kompetenz vor einem bestätigenden Gegenüber erfährt er eine *Stärkung seines Kompetenzerlebens*. Auch im aktuellen Leben übt er diese Kunst immer noch kompetent aus.

BEISPIEL

Blumenstrauß zur Versöhnung

Frau Ella G. erzählt: „Ich hatte einmal so ein Erlebnis mit einer Nachbarin. Ich hatte irgendetwas gesagt, was ich nicht hätte sagen sollen. Ich wollte mich entschuldigen, aber die Frau stellte mich so blöd hin, dass mich das so belastete, dass ich meinte, ich kriege einen Herzinfarkt. Ich musste mich hinlegen, aber ich spürte, ich kann nicht mehr, es geht einfach nicht. Ich hielt es einfach nicht mehr aus, ich konnte das nicht mehr tragen: ‚Jetzt musst du einfach großzügig sein', sagte ich zu mir. Ich stand auf, kleidete mich an, ging ins Geschäft und kaufte einen Blumenstrauß. Ich brachte ihr den Blumenstrauß. Erst machte die Nachbarin die Tür nur einen Spalt weit auf. Und ich sagte: ‚Hör mal, ich will mit niemandem Streit haben, es tut mir nicht gut, ich will das nicht.' Und dann machte sie die Tür auf und nahm mich rein. Dann konnten wir vernünftig miteinander reden. Ich habe daraus gelernt, dass es wichtig ist, miteinander zu reden. Seither rede ich, wenn es Streit gibt. Ich muss Unstimmigkeiten klären, dann geht es mir gut."

Die Erzählerin erinnert sich, wie es ihr gelungen ist, eine Lösung für die Schlichtung des Streites zu finden. Dass sie daraus gelernt hat, stärkt ihre *Problemlösefähigkeit*. Diese Fähigkeit setzt sie auch in ihrem aktuellen Leben ein.

Transmissives Erinnern (Pinquart, 1998, S. 168)
- Weitergabe sowohl individueller als auch kultureller Werte (auch generationenübergreifend),
- Weitergabe von Lebenserfahrungen,
- Kompensation altersbedingter Rollenverluste,
- Verbesserung und Stabilisierung des Selbstkonzeptes bei positiver Rückmeldung des Zuhörers.

Ältere Menschen haben aufgrund ihres langen Lebens einen großen Schatz an Erfahrungen und Werten. Diese weitergeben zu können ist ein wichtiges Anliegen in dieser Lebensphase. Stoßen sie dabei auf Akzeptanz, und trägt diese neue Erfahrung zur Stabilisierung des Selbstkonzeptes bei, wirkt sich das positiv auf das Selbstbild aus.

BEISPIEL

Der Nationalfeiertag

Peter U. erzählt: „Mein Vater hatte als Physiklehrer in der Gewerbeschule Zugang zu einer Verstärkeranlage und zu Lautsprechern. Am Tag vor dem Nationalfeiertag traf er zufällig den Gemeindepräsidenten und fragte ihn, ob er daran gedacht habe, die Rede vom Bundespräsidenten der Festgemeinde zu übertragen. Der Gemeindepräsident meinte, nein, das habe er nicht vorgesehen. Dann sagte mein Vater: ‚Ja, dann mache ich Ihnen das.' Und da brauchte er mich natürlich. Und dann holten wir am Nationalfeiertag am Morgen die technischen Anlagen und fuhren in die Gemeinde und installierten, was wir brauchten, sodass am Abend in der Gemeinde alle die Festrede hören konnten. Und nachher fragte der Gemeindepräsident meinen Vater: ‚Was bin ich Ihnen schuldig?' Dann sagte mein Vater natürlich: ‚Nichts, das kostet natürlich nichts. Das schenke ich der Gemeinde.' Das war natürlich schon ein Erlebnis, dass man da etwas tun konnte."

Der Patient preist die Großzügigkeit des Vaters, der als selbstloser Retter und großzügiger Förderer heimatlicher Tradition auftritt. Der Erzähler vermittelt solidarischen Beistand und uneigennützige Hilfeleistung als zu verteidigende Werte. Dass der Vater fraglos die Hilfe des Sohnes braucht, stärkt zudem dessen Selbstbild.

Narratives Erinnern (Pinquart, 1998, S. 168)

- Primär kommunikative Funktion,
- Beziehungsgestaltung,
- vorwiegend deskriptiv, weniger interpretativ oder wertend,
- günstiger Einfluss auf das Selbstbild und die Selbstakzeptanz bei positiver Resonanz des Rezipienten,
- Narration als Quelle der Lust und der Freude.

Narratives Erinnern hat primär kommunikative Funktion. Narration wird als Quelle der Freude und der Lust empfunden, vorwiegend dann, wenn die Erzählungen auf positive Resonanz eines interessierten Zuhörers stoßen. Es ist ein Beitrag zur Gestaltung von Beziehungen und hat somit sozialen Charakter. Durch den Einbezug eines positiv gestimmten Rezipienten wird das Selbstbild gestärkt.

BEISPIEL

Freude an der Konzertkarte

Hanna S. erzählt: „Da muss ich Ihnen eine tolle Geschichte erzählen. Der Mann meiner Freundin hatte mir in L. eine Stelle vermittelt. Mir gefiel es dort ausgezeichnet. L. ist eine interessante, tolle und kulturell anregende Stadt. Ich genoss Theater und Konzerte. Immer im Monat voraus konnte man Karten holen für die Konzerte. Als ich nach den Weihnachtsferien, die ich zuhause verbracht hatte, wieder nach L. kam, waren alle Karten schon ausverkauft. Ich dachte: ‚Ich gehe einfach mal anstehen, so wie man in England ansteht.' Ich ging ganz früh und bekam tatsächlich noch eine Karte. Ich meinte, ich müsse mich kneifen vor lauter Freude. Das war etwas ganz Tolles. Diese Zeit im Ausland habe ich sehr genossen."

Frau S. bringt in dieser Erzählung ihre Freude am Gelingen ihres anfänglich beinahe aussichtslosen Unterfangens zum Ausdruck. Das Erzählen ist für sie eine Quelle der Lust und der Freude. Indem sie sich an die Therapeutin wendet, wird die kommunikative Funktion erfahrbar.

BEISPIEL

Frei unterm Sternenhimmel

Hilda Z. erzählt: „Nachher fuhren wir dann mit dem Schiff nach Israel. Wir wollten einige Monate in einem Kibbuz arbeiten. Wir hatten so ganz billige Kabinen ganz unten im Schiff. Auf dem Schiff trafen wir jemanden, der in den gleichen Kibbuz wollte. Am Abend gingen wir dann aufs Deck mit den Schlafsäcken. Wir hatten keine Lust in unseren dunklen, trüben Kabinen zu schlafen, wo es so eng war. Da brachte uns ein Steward, der bereits Feierabend hatte, weil alle schon schliefen, Kekse und Getränke aufs Deck. Wir blieben einfach bis spät in die Nacht hinein auf dem Deck und schliefen in den Schlafsäcken. Das Meer war anfangs sehr wild. Aber dann, ich sehe es heute noch vor mir, als wir ins offene Meer kamen, wurde es ruhiger. Da lagen wir und sahen in den sternenübersäten Himmel. Das werde ich nie mehr vergessen. Diese wunderbare Nacht, diese Stille, das war magisch. Das war wirklich etwas ganz Tolles."

In dieser Erinnerung beschreibt Hilda Z. ein unvergessliches Naturereignis und eine bevorzugte Behandlung. Mit Begeisterung und voller Freude bringt sie dies zum Ausdruck und weckt damit das Interesse der Zuhörerin.

Die Funktionen, die allen dargestellten Erinnerungsformen gemeinsam sind, sind die Stärkung und die Stabilisierung des Selbstbildes. Sie sind deshalb *ressourcenorientiert* und in der Lebensrückblickstherapie zu fördern, da sie dazu beitragen können, das Selbstbild nicht nur zu stärken, sondern zu optimieren oder zu korrigieren. Sie sind es, die es erlauben, das eigene Leben positiv zu bilanzieren, das Leben mit all seinen Höhen und Tiefen, mit seinen Glückserfahrungen und seinen Schicksalsschlägen.

Coleman (1986) konnte jedoch in Folgestudien aufzeigen, dass es neben den Selbstbild-stabilisierenden Erinnerungsformen auch solche gab, die als Belastung empfunden wurden. So ist *obsessives* Erinnern dem Wohlbefinden in hohem Maß abträglich. Belastende Erinnerungen können das Leben der Betroffenen auf qualvolle Weise einengen und ein Gefühl der Hoffnungs- und Ausweglosigkeit vermitteln. Aber es zeigte sich auch, dass das bewusste Vermeiden schwieriger Erinnerungen, das *evasive* Erinnern, ebenso dysfunktional sein kann. Brüche im Leben, die scheinbare Unlösbarkeit der Problematik der aktuellen Lebenssituation können den Erinnernden dazu veranlassen, die Vergangenheit zu glorifizieren, sie als rosiges Paradies erscheinen zu lassen.

Obsessives Erinnern (Pinquart, 1998, S. 168)
- Ständiges Grübeln, verbunden mit Gefühlen der Schuld, Scham und Verzweiflung,
- Einhergehen mit negativem Selbstkonzept,
- mögliche Folge des Scheiterns integrativen Erinnerns.

Obsessives Erinnern, quälendes Grübeln, Gefühle von Schuld, Reue und Scham, aber auch pathologische Trauerreaktionen über nicht verkraftete Verluste sind Merkmale des obsessiven Erinnerns. Möglicherweise kann das Scheitern der Integration zu dieser Form des Erinnerns beitragen. Dieser Aspekt ist dem von Erikson postulierten *Lebensekel* (Kap. 4) sehr ähnlich. Im Gegensatz zu diesem, der aus der abschließenden negativen Bilanzierung des Lebens resultiert, kann obsessives Erinnern in einer Therapie aufgearbeitet und aufgegeben werden. Es ist aber eine Erinnerungsfunktion, die einen hohen Leidensdruck erzeugt, da die Selbstreflexion den Erinnernden ständig mit einem negativen Konzept seines Selbst konfrontiert.

BEISPIEL

Das verpasste Leben

Herr K. verharrt in seinen immer wiederkehrenden Schilderungen über sein „verpfuschtes Leben": „Ich bin überhaupt nichts wert. Aber was wollen Sie, ich hatte nie die Möglichkeit, mich weiterzubilden. Meine Kindheit war eine einzige Katastrophe. Mein Vater war ein Säufer, der mich, meinen Bruder und unsere Mutter immer wieder brutal geschlagen hat. Geld hatten wir auch keines, weil der Vater den Zahltag immer versoffen hat. Meine Mutter wurde schwer krank und starb, als ich 14 Jahre alt war. Das Leben mit dem Vater war kaum auszuhalten. Ich war beinahe froh, als er sich das Leben nahm. Ich bin aber selber schuld, wenn ich nichts aus meinem Leben gemacht habe. Auch ich suche vergeblich Trost im Alkohol. Ohne ihn ist mein Leben nicht auszuhalten."

Für Herrn K. ist es kaum möglich, sich von dieser Sichtweise seines Lebens zu lösen. Es ist seine immer wiederkehrende Sicht auf sein Leben. Es gelingt ihm nicht, Positives in seinem Leben zu sehen. Er versinkt in Schuld- und Schamgefühlen und sieht sich vorwiegend als Opfer einer misslichen Umwelt und bestätigt damit sein negatives Selbstkonzept.

Evasives Erinnern (Pinquart, 1998, S. 168)
- Verklärung der Vergangenheit,
- Ablenkung von negativen Aspekten der Gegenwart,
- bei extensivem Gebrauch Beeinträchtigung aktueller Beziehungen.

Diese Funktion ist nur vordergründig selbstwertschützend und psychisch stabilisierend. Sie kann negative Auswirkungen haben, weil die Verklärung der Vergangenheit von den aktuellen Problemen ablenken und deren Lösung erschweren. Zudem verhindern sie die Verknüpfung von Vergangenheit, Gegenwart und Zukunft, weil Selbstreflexion, die Bedingung für eine Lebensrückblickstherapie, kaum möglich ist.

BEISPIEL

Die glorreiche Vergangenheit

Herr Karl N. (80 Jahre) erzählt mit großer Begeisterung von seinen musikalischen und sportlichen Fähigkeiten: „Ich habe jeden Marathon gewonnen, an dem ich teilgenommen habe. Sie sollten mal sehen, wie viele Pokale in meinem Haus stehen. Ich wurde immer wieder als Trainer von jungen Talenten angefragt. Auch musikalisch hatte und habe ich immer noch Einiges zu bieten. Ich bin Posaunist und habe in renommierten Orchestern gespielt. Das waren wunderbare Zeiten."

Herr N. blendet aus, dass ihm die Aufnahme ins Konservatorium mangels Talent verweigert worden war. Über dieses Versagen spricht er nicht. Er erwähnt es nur nebenbei. Auch, dass ihn seine Frau mit drei kleinen Kindern verlassen und ihm den Kontakt zu ihnen verwehrt hat, bleibt eine Randbemerkung. Auf Nachfragen der Therapeutin schweift er ab und erzählt unentwegt von einer erfolgreichen Vergangenheit. Dabei vermeidet er, von seiner Einsamkeit, von seiner beginnenden Demenz zu reden, verklärt seine Vergangenheit und lenkt damit von seinen aktuellen Problemen ab.

Inwiefern die Erkenntnisse bezüglich der dargestellten Erinnerungsfunktionen Eingang in die Lebensrückblickstherapie finden können, soll in einem späteren Kapitel anhand von Fallbeispielen ausführlich beschrieben werden. Es sei jedoch die Beobachtung vorweggenommen, dass Patienten, die hilfesuchend eine Therapie wünschen, oftmals zu Beginn der Therapie auf obsessive und evasive Erinnerungsfunktionen zurückgreifen, da es für sie die einzige Möglichkeit ist, ihr Leiden nachvollziehbar darzustellen.

! Im höheren Lebensalter tragen ressourcenorientierte Erinnerungen zur Gestaltung eines guten Lebens und zum Erhalt eines positiven Selbstbildes bei.

2.3 Narrativität

Erzählen

Erzählen ist die Basisform der Verständigung und die Grundform sprachlicher Darstellung (Lucius-Hoene & Deppermann, 2004, S. 19) und damit *die* Kommunikationsform unseres Alltags. Erzählen hat eine integrierende Funktion innerhalb der menschlichen Kultur. Kulturelle Werte und Traditionen, Erinnerungen, Erfahrungen, Erwartungen, Handeln und Leiden würden ohne die Artikulationsform des Erzählens der Bedeutungslosigkeit anheimfallen (Grimm & Boothe, 2007a/b). Sarbin (1995) und Polkinghorne (1988) erkannten die hohe psychosoziale Wertigkeit der Narration. Die Konstruktion narrativer Modelle wird von Eisenmann (1995) als „Wiege des Erlebens" bezeichnet, wobei Erleben grundsätzlich sowohl selbstbezüglichen als auch episodischen Charakter hat. Aus psychoanalytischer Sicht interessiert man sich insbesondere für die Selbstbezüglichkeit des Erzählens. Thomä (2007, S. 7) vertritt die Ansicht, dass es beim Erzählen keineswegs um eine Nebentätigkeit geht, sondern „um den Einsatz der Erzählung im zu lebenden Leben selbst." Weiter sagt er, dieses könne nur erfasst werden, wenn Aktionen und Passionen eines Menschen, wenn das, was er tut und erfährt, zur Sprache komme. „Als sprachliche Form, in der dies gelingen soll, sei die Erzählung vorgesehen" (Thomä, 2007, S. 83).

Das Erzählen verschafft dem Erzähler die Möglichkeit, Vergangenes, seine Erfahrungen, seine Vorstellungen, seine Wünsche und Ängste in einer ganz individuellen Weise wiederzugeben. Ist Erzählen soziales Handeln, so hat der Erzähler die Absicht, den Hörer in das Geschehen zu involvieren, ihn emotional zu berühren. Er möchte, dass der Zuhörer seine Sicht übernimmt und sich mit ihm identifiziert. Boothe et al. (2002) postulieren daher, dass Erzählen das Erleben auf vierfache Weise modelliert:

- *Aktualisierung*: Vergangenes wird in die Gegenwart geholt und in seiner aktuellen Relevanz betont. Das Erzählen im Hier-und-Jetzt ist ein Prozess der Rekonstruktion früherer Ereignisse, die somit eine neue Gestalt erhalten, die von der momentanen psychischen Situation und dem sozialen Kontext kontaminiert ist. Durch das Erzählen wird Vergangenes wach gehalten, Vergangenheit und Gegenwart bleiben verbunden und sichern die Kohärenz der Identität.
- *Soziale Integration*: Erzählen als Handeln in einem sozialen Raum, als dialogisches Geschehen, hat zum Ziel, dass der Erzähler beim Zuhörer Anerkennung findet. Er hat die Absicht, beim Gegenüber eine bestimmte

Wirkung zu erzielen, und passt seine Darstellungsweise, seine narrativen Strategien dieser Absicht an.

- *Reorganisation*: Im Akt des Erzählens können vergangene Ereignisse, die bedrohlich und beängstigend erlebt wurden und psychisch destabilisierend wirkten, verarbeitet und bewältigt werden. Erzählen kann zur Erstarkung eines zuvor geschwächten Ichs beitragen.
- *Restitution*: Erzählen hat eine wunscherfüllende Funktion, indem das dargestellt wird, was der Erzähler als seine Wahrheit ansieht. Die subjektive Wahrheit, als Sicherung des Selbstbildes, bildet sich auf der Basis unbewusster Wünsche. Das wunscherfüllende Moment findet sich sowohl in Glücks- als auch in Unglückserzählungen und ist eher implizit.

> **!** Erzählen als soziales Handeln ist auf ein Gegenüber angewiesen. Es ist dem Erzähler ein Anliegen, in seinen Narrativen die Aufmerksamkeit auf positive Aspekte seiner Person zu lenken und damit sein Selbstbild zu schützen.

Autobiografisches Erzählen

Innerhalb des Erzählens nehmen autobiografische Erzählungen einen besonderen Stellenwert ein. Sie sind Schilderungen und Bewertungen subjektiver Erfahrungen und gehen über die oberflächliche Alltagskommunikation hinaus. Die Erfahrung vergangener Wirklichkeit wird vom Erzähler interaktional dargestellt. Autobiografische Erzählungen sind Fragmente der eigenen Lebensgeschichte, in denen die erzählende Person als handelndes und leidendes Subjekt im Mittelpunkt steht (Lucius-Hoene, 2002). Die Besonderheit liegt darin, dass im Erzählen der Lebensgeschichte Erzähler und zentrale Figur der Erzählung identisch sind. Autobiografische Erzählungen können als Medium der Selbstverständigung verstanden werden. Sie sind eine besondere Form der Selbstthematisierung. Das Subjekt hat darin die Möglichkeit, relevante Aspekte seines Selbstbildes, seines Selbstkonzeptes und damit seiner Identität zur Darstellung zu bringen (Lucius-Hoene & Deppermann, 2004).

Erzählendes Rückblicken vor einem fremden Zuhörer – wie dies in der Biografiearbeit und der Lebensrückblickstherapie geschieht – stellt gerade ältere Menschen vor eine herausfordernde und in der Regel neue Erfahrung. Sie erhalten Raum, ihr eigenes Erleben in den Mittelpunkt zu stellen und narrativ zu gestalten (Hofer, 2008), und zugleich die Möglichkeit, ihr Leben in narrativer Gestalt zu erfassen.

Im Alltag findet Erinnern in Form von Erzählungen oder gemeinsamem Erinnern statt. Boothe (2011) weist darauf hin, dass diese Form des Erzählens, die meist im vertrauten oder intimen Rahmen stattfindet, weder hohe künstlerische Ansprüche zu erfüllen hat, noch besonders unterhaltend sein muss. Der autobiografische Erzähler hat als prioritäres Ziel, beim Gegenüber auf Interesse zu stoßen und bei ihm Gehör zu finden. Durch die Ausrichtung auf ein Gegenüber ist der Erinnernde auf dessen Wohlwollen angewiesen, da das eigene Selbstbild geschützt werden soll. Boothe (2011) betont die Bedeutsamkeit des biografischen Erzählens für das betroffenheitsorientierte Selbstverständnis und die Selbstpositionierung.

Dies legt nahe, dass autobiografisches Erzählen nicht nur am Gütekriterium zu messen ist, wie wahrheitsgetreu die Vergangenheit wiedergegeben wird, sondern auch daran, wie und ob es dem Erzähler gelingt, sich dem Gegenüber so darzustellen, dass es seinem Selbstbild und damit seiner Identität entspricht (Boothe, 2011). Die Alltagserzählung lebt vom Moment ihrer Entstehung, von der Stimme des Erzählers, von der Atmosphäre, vom Anlass, von ihrer Authentizität und ist daher ein sensibles Konstrukt. Aktuelle Studien fokussieren den Aspekt der Verzerrung von Erinnerungen, die in einer beschönigenden Weise den Erinnernden in einem positiven Licht erscheinen lassen (Greenwald, 1980). Diese Verzerrungen sind besonders dann zu beobachten, wenn ungünstige, belastende Erinnerungen eine Bedrohung für das Selbstbild darstellen. Bei zu großer Anpassung von Erinnerungen an das Selbstbild droht jedoch Realitätsverlust.

Autobiografisches Erzählen setzt sowohl biografische als auch narrative Kompetenz voraus, d. h. die Fähigkeit, eine Geschichte mit Anfang, Mitte und Ende kohärent zu berichten. Zugleich verleiht es der Lebensgeschichte Strukturen und verknüpft eigene Erfahrungen mit anderen Elementen der eigenen Biografie. Es konstituiert und konsolidiert gleichsam das Selbst und ist somit ein Akt der *Selbstbehauptung* und der *Selbstvergewisserung* (Grimm & Boothe, 2007; Grimm, 2009).

> **!** Der autobiografische Erzähler hat als prioritäres Ziel, beim Gegenüber auf Interesse zu stoßen und bei ihm Gehör zu finden.

Biografische Kompetenz

Verschiedene wissenschaftliche Disziplinen widmen sich der Erforschung von Lebensgeschichten. Dabei zeigt sich, dass Biografien Konstruktionen mit sowohl kulturellen als auch historischen Besonderheiten sind und somit von etlichen sozialen und psychologischen Voraussetzungen abhängen. Die Forschung zeigt, dass biografisches Bewusstsein keine Selbstverständlichkeit ist. Straub (2000) geht der Frage nach, welche Voraussetzungen für dieses Bewusstsein nötig sind. So sind Lebensgeschichten, als selbst- oder objektbezogene Zuschreibungen, Produkte von Reflexions- und Kommunikationsprozessen. Sie sind sowohl prozesshaft als auch kontextsensibel (Boothe, 2003).

Zentral für das Konzept der Biografie ist die biografische Kompetenz, welche die Entwicklung einer biografischen Linie ermöglicht. Die Fertigkeit und die Handlungsweise, von denen Personen erzählen, wenn sie ihr Leben schildern, wird als biografische Kompetenz bezeichnet (Sackmann, 2007). Der Autor definiert sie als „die praktische, meist nur halbbewusste Steuerung des Prozesses biografischen Handelns“ (Sackmann, 2007, S. 50). Sie ergibt sich aus dem Zusammenspiel von objektiven und subjektiven Bedingungen und ist ein Produkt von Sozialisationsprozessen. Lebensgeschichtliche Selbstthematisierungen sind an kulturelle, gesellschaftliche und soziale Vorgaben gebunden. Hahn (1987) bezeichnet diese Vorgaben als *Biografiegeneratoren,* die unterschiedliche Gewichtungen haben können. Sie bestimmen, „ob das Ich über Formen des Gedächtnisses verfügt, die symbolisch seine gesamte Vita thematisieren, und ob dieses Ich in der Lage ist, das eigene Leben als einheitliche Gestalt wahrzunehmen“ (Hahn, 1987, S. 12).

Die biografische Kompetenz äußert sich als Flexibilität gegenüber der eigenen biografischen Linie, die im Gleichgewicht zu äußeren Anforderungen gehalten wird. Zur biografischen Kompetenz gehört die Fähigkeit, die eigene Geschichte zu reflektieren, die Erschließung subjektiver Sinnquellen, die Aufgeschlossenheit gegenüber externen Veränderungen, und die Fähigkeit, darauf reagieren zu können und alternative biografische Linien entwerfen zu können (Hahn, 1987).

Da lebensgeschichtliche Selbstthematisierungen ausschließlich an die Sprechform des Erzählens gebunden sind, setzen sie eine *narrative Kompetenz* voraus.

Narrative Kompetenz

Straub (2000) vertritt die Meinung, dass Lebensgeschichten nicht gelebt, sondern erzählt werden. Boothe (1992) und Straub (2000) sehen deshalb die narrative Kompetenz als eine unabdingbare psychologische Voraussetzung für die biografische Selbstthematisierung. Erst sie ermöglicht es dem Erzählenden, dem eigenen Leben eine biografische Gestalt zu verleihen, und sein gelebtes Leben narrativ zu vergegenwärtigen (Boothe, 2003). Narrative Kompetenz bedeutet die Fähigkeit, Geschichten sowohl zu verstehen als auch zu erzählen. Boueke et al.

(1995) sehen in der narrativen Kompetenz eine grundlegende, sowohl sprachliche wie auch kognitive Fertigkeit, die eine strukturelle Organisation eines Textes als Erzählung ermöglichen.

Dabei werden unter Erzählungen, wie erwähnt, erzählte Geschichten mit einem Anfang, einer Mitte und einem Ende verstanden (Boothe, 2002; 2004). Deren Hauptmerkmal ist, im aristotelischen Sinne, das Unerwartete, die Krise, die plötzliche Wende. Geschichten leben von der Spannung zwischen dem Erwarteten und dem tatsächlich Eingetretenen, von der Norm und deren Übertretung. Sie werden nach Ricœur (1988) dann unumgänglich, wenn es um die zeitliche Dimension unseres Denkens, Fühlens, Wollens und Handelns geht. Ricœur (1988, S. 53) sieht Erzählungen als „geschlossenes Ganzes von inneren Beziehungen zwischen einer endlichen Anzahl von Einheiten". So stellt sich die Frage, was Menschen tun, wenn sie von ihrer narrativen Kompetenz Gebrauch machen? Erzählen als spezifische Sprach- und Diskursform beruht auf der sprachlichen und kognitiven Kompetenz und somit auf der menschlichen Intelligenz.

Welche Kriterien müssen erfüllt sein, um von einer narrativen Performanz sprechen zu können? Boueke et al. (1995) und Straub (2000) propagieren *zwei* konstituierende Kriterien für die narrative Kompetenz:

1. Die Fähigkeit zur Kohäsionsherstellung: Diese erfordert die Organisation einer Reihe von zusammengehörigen Ereignissen als eine kohärente Ereignisfolge. Geschichten müssen lückenlos und logisch dargestellt werden, damit sie verstanden werden können.

BEISPIEL

Lebensretter

Herr Kurt U., ein über 80-jähriger Patient, erzählt ein Ereignis aus seiner Kindheit: „Mein Vater konnte sich einen Traum erfüllen und konnte sich ein Schiff bauen lassen.
Ja, da hat es eine Reihe von Erlebnissen gegeben.
Vielleicht das, was mir als Kind sehr viel brachte in der Anfangszeit,
das Schiff war vielleicht zwei Jahre alt oder so,
wir waren noch Kinder, waren auf dem Schiff,
und da hat mein Vater,
von einem umgestürzten Segelboot rettet er zwei Personen,
wir erlebten das selber nicht direkt,
weil wir waren zu klein, um da bei den Manövern mitzumachen,
aber mein Vater ging dann doch so nah an das Segelboot heran,
dass er die zwei, die da im Sturm auf dem Kiel turnten

an Bord nahm,
und dann nachher als Lebensretter von den zwei Personen galt.
Das war ein besonderes Erlebnis."

Der Forderung von Boueke et al. (1995) entsprechend, gelingt es Herrn U., das Ereignis logisch zu erzählen. Die Erzählung ist für den Zuhörer nachvollziehbar, da Herr U. die narrative Kompetenz entwickelt hat, zusammengehörige Ereignisse als eine kohärente Ereignisfolge zu organisieren.

2. Die Fähigkeit, „den Zuhörer in das erzählte Geschehen zu involvieren" (Straub, 2000, S. 147). Es muss dem Erzähler gelingen, im Zuhörer emotionale Anteilnahme zu erwecken, ohne ihn in die dramatischen Ereignisse zu verstricken. Erzählen wird somit zum sozialen Handeln (Lucius-Hoene, 2004). „Es dient der Vermittlung persönlicher Erfahrung. Damit einher gehen emotionale und evaluative Qualifizierungen der dargestellten Zustände, Ereignisse, Veränderungen und Konsequenzen" (Straub, 2000, S. 147).

BEISPIEL

Tod des Kleinkindes

Frau Hanna J. (75 Jahre) erzählt:
„Am Samstagabend an Ostern,
das war im dreiundsechzig.
Ich machte ihm noch ein Osternestchen.
Ich hatte noch meine Schwester bei mir, die Kinderschwester war.
Die ist dann wieder abgereist.
Und in der Nacht bekam das Kind Fieber, und konnte nicht mehr.
Hat einen Pseudokrupp.
Sie wissen ja.
Der Arzt kam im Pyjama, wickelte es in Wolldecken und ins Spital.
Und sie machten noch einen Luftröhrenschnitt.
Damit er wieder atmen kann.
Mein Mann durfte mitgehen.
Und ich ging zuhause die ganze Nacht um den Tisch herum.
Und am Morgen um sieben bekam ich den Bericht.
Dass er gestorben ist, unser Goldengel.
Das war wahnsinnig.
Ich habe hier noch ein Bild von ihm.
Ich werde es Ihnen nachher noch zeigen.
Das war das Härteste, was wir erleben mussten.
Das kann ich Ihnen sagen."

Auch wenn das Ereignis fünfzig Jahre zurückliegt, erzählt die Patientin sehr lebendig. Es geht ihr noch heute nahe. Ihre narrative Kompetenz zeigt sich darin, dass es ihr gelingt, die Zuhörerin in das erzählte Geschehen zu involvieren und in ihr emotionale Anteilnahme zu erwecken, indem sie sie wiederholt direkt anspricht.

Qualifizierungen können verschiedene Perspektiven annehmen. Dies kann in Form eines Identifikations- oder Rollenangebots an den Zuhörer geschehen, oder in der Positionierung des Erzählers als zentrale oder marginale Figur des Ereignisses. Frau J. verfügt über narrative Kompetenz. Dies zeigt sich darin, dass ihr die emotionale Qualifizierung des Ereignisses gelingt, indem sie es als das Härteste bezeichnet, was sie erleben musste.

Basierend auf diesem Hintergrund wird in der Forschung die Ansicht vertreten, dass Untersuchungen zur Entwicklung narrativer Kompetenz als Grundlage für die „erzähltheoretisch angelegte Psychologie biografischer Kompetenz von größtem Interesse sind" (Straub, 2000, S. 157), da die biografische Kompetenz spezifischer und voraussetzungsvoller ist als die narrative. Biografische und narrative Kompetenz bedingen einander: Einerseits ist die Biografie die Integration verschiedener Geschichten in eine übergeordnete Struktur, andererseits sind die einzelnen Geschichten konstituierende Elemente einer Biografie.

! **Narrative Kompetenz ist eine bedeutsame psychologische Voraussetzung für die biografische Selbstthematisierung und somit Grundpfeiler der biografischen Kompetenz.**

Die heilende Kraft des Erzählens

Wer kennt sie nicht, die Erleichterung, die sich einstellt, die empfunden werden kann, wenn Scheitern, Belastendes, Schuldhaftes, Schamhaftes vor einem zugewandten Zuhörer endlich zur Sprache kommt. Doch ist diese Art des Erzählens mehr als nur Erleichterung. In ihr steckt das Potenzial zur seelischen Heilung. Dieser Aspekt wurde als psychische Kraft erkannt und findet in der Forschung Beachtung. Es wird ein Aspekt der Erzählpraxis betont, dem in der Psychotherapie und im Lebensrückblick besondere Beachtung gilt: Erzählen, sei es in der Psychotherapie oder im Kontext von Lebensrückblick und biografischer Selbstthematisierung, trägt dazu bei, das Wohlbefinden des Ratsuchenden zu verbessern, sein Selbst zu stärken, seine Affekte zu regulieren (Fonagy, 2004) und sein Handlungspotenzial zu fördern.

Welche Aspekte des Erzählens erzielen diese heilende Wirkung? Rosenthal

(1995) ging dieser Frage nach. Die Autorin betont die Gestaltmehrdeutigkeit erzählter Lebensgeschichten, welche mannigfache Möglichkeiten eines Gestaltungsprozesses mit unterschiedlichen zeitlichen und thematischen Verknüpfungen bieten. Dies erlaubt eine Freiheit der Gestaltung, in der der Autobiograf sein kreatives Potenzial entfalten kann (Gurwitsch, 1974). Allerdings sind diesen lebensgeschichtlichen Gestaltungsmöglichkeiten Grenzen gesetzt: Die Lebensgeschichte lässt sich nicht beliebig oder neu erfinden, ohne dass der Bezug zur realen Biografie verloren geht. Weder können Einbrüche im Leben rückgängig gemacht werden, noch lassen sich biografisch relevante Ereignisse und Problematiken marginalisieren (Schütze, 1984). Trotz dieser Begrenzungen hat der Autobiograf die Möglichkeit, eine andere, neue Sicht seines Lebens zu entwickeln, dieses neu zu bewerten und dadurch neue Einsichten zu gewinnen, die wiederum eine positive Wirkung auf sein Selbstbild entfalten können. Es wird ihm dadurch möglich, sich als aktiver Gestalter seines Lebens zu erfahren und nicht als passiv Ausgelieferter (Rosenthal, 1995). Autobiografische Selbstthematisierung ermöglicht mit der Vergegenwärtigung und Aktualisierung von Vergangenem dessen Reorganisation (Boothe et al., 2002; Arboleda et al., 2010). Der Erzähler erlebt sich als Autor seines Lebens und entwickelt ein Gefühl der Autonomie. Es bietet sich ihm eine Vielfalt von Deutungsmöglichkeiten, die ihm bis dahin verborgen geblieben waren.

Auch im psychoanalytischen Prozess kann die Erinnerungsarbeit als Reorganisation verstanden werden (Boothe, 2004; Rosenthal 1995). Die Möglichkeit, im therapeutischen Prozess verdrängte Gefühle aus der Vergangenheit auszuleben, kann zur Lösung früherer psychischer Konflikte führen und einen wesentlichen Beitrag zur Wiederherstellung des psychischen Gleichgewichts leisten. Auch wenn sowohl das Erzählen im Alltag als auch die Biografiearbeit, verglichen mit psychoanalytischen, aus Deutungen resultierenden Reorganisationsprozessen, schonendere und weniger eingreifende Methoden sind, können auch sie eine heilende Wirkung entfalten (Schütze, 1984). Die Methode der Biografiearbeit ist deshalb sanfter, weil sie nicht den Anspruch erhebt, verdrängte Anteile ins Bewusstsein zu holen. Sie verzichtet darauf, im Gegensatz zu psychoanalytischen Interventionen, tiefere, verändernde Prozesse in Gang zu setzen. Sie hat vielmehr zum Ziel, „die Reorganisation der biografischen Gesamtsicht zu ermöglichen und den Autobiografen zu befähigen, seinem Leben einen neuen Sinn zu geben" (Rosenthal, 1995, S. 169).

Seinen Handlungen und Erfahrungen Bedeutung zu verleihen kann eine kathartische Wirkung haben (Rosenthal, 1995). Aber auch wenn der Erzähler seine ihm bewusste Gesamtsicht seiner Biografie darstellt, so betont die Autorin, dass „die ihm eher verborgene biografische Gesamtsicht eine stärker strukturbildende Wirkung hat" (Rosenthal, 1995, S. 169).

Es ist jedoch sehr wohl möglich, dass diese dem Autobiografen im Laufe seiner Selbstreflexion bewusst wird, indem er beispielsweise seine dargestellten Rollen, die er in seinem Leben innehatte, in Frage stellt. Die therapeutische Wirkung biografischen Erzählens liegt darin, „dass mit der Reflexion narrativ explizit gemachter traumatischer Erfahrungszusammenhänge und -passagen dies wieder für eine konsistente Identitätskonzeption zurückgewonnen werden kann“ (Schütze, 1984, S. 101).

Traumatische Lebensbereiche, die aus der Selbstwahrnehmung ausgeklammert waren, weil sie zum Zeitpunkt des Ereignisses die psychischen Verarbeitungsmöglichkeiten überstiegen, können über Reflexionsprozesse in ihrer Bedeutung erkannt und in die eigene Biografie integriert werden. Schütze (1984) spricht vom „Zugänglichmachen“ und „Zurückgewinnen“ dunkler Bereiche der Autobiografie. In ihren Studien konnten die genannten Autoren dieser Integration eine heilende Wirkung nachweisen, weil die Abwehr traumatischer Ereignisse eine Lücke in der Lebensgeschichte hinterlässt, die eine Gefahr für die psychische Stabilität sein kann. Allerdings vertritt Straub (2000) die Meinung, dass sich schwerwiegende traumatische Ereignisse nicht ohne weiteres über einen narrativ konstituierten Sinnzusammenhang identitätsstiftend integrieren lassen. Dies kann eher zu einem Bruch führen, der Identität und Kontinuität verhindert. Dem widerspricht Rosenthal (1995), indem sie die Ansicht äußert, dass Traumatisches, das die psychische Stabilität bedrohe, in autobiografischen Erzählungen abgewehrt werde, und somit gar nicht ins Bewusstsein gelange. Vielmehr werde Bedrohliches dann thematisiert, wenn es dem Autobiografen über Träume, Bilder oder Körperempfindungen schon bewusst sei. Die Verarbeitung solcher Ereignisse kann in dem Sinne heilend wirken, indem sie die durch das Trauma verlorene Kontinuität wieder herzustellen vermag.

Lucius-Hoene (2004, S. 74) betont folgende Ebenen von Bewältigungsleistungen, die im Laufe des Prozesses des Erzählens dazu beitragen können, Kontinuität wieder herzustellen und Zukunftsperspektiven zu eröffnen:

- Der Zwang zur *Linearisierung* der Ereignisse bringt eine Ordnung in die Vielfalt der Erlebnisse und ungegliederten Erinnerungen. Die *Verständigungsorientierung zwingt* zu Kohärenz im Sinne von Folgerichtigkeit und Plausibilität.
- Durch die *Selektion* derjenigen Elemente, die in der Lebensgeschichte gültig sein sollen, besteht auch die Möglichkeit der *Ausgliederung* bestimmter traumatischer und problematischer Aspekte. Die Erfahrung kann bereinigt werden um das, was fortan nicht mehr Teil der persönlichen Lebensgeschichte sein soll. Indem die narrativ reparierte, weniger traumatische

Version der Wirklichkeit ihrerseits kohärent und plausibel wirken kann, überzeugt sie Hörerin wie Erzähler.

- Durch *Emotionen*, die im Erzählprozess auftauchen, kann der Sprecher seine Betroffenheit durch bestimmte Erlebnisse realisieren. Angst kann Warnfunktion für die Brisanz einer angeschnittenen Thematik übernehmen und zu ihrer Änderung führen. Auftauchende Emotionen können den Erzähler aber auch veranlassen, einer Thematik nachzugehen und weitere Erinnerungen zu aktivieren.
- Durch *Erinnerungsarbeit* können sich konflikthafte Erfahrungen klären, Verstehen und Akzeptanz des Gewesenen angestoßen werden.
- Durch die *Zuwendung und emotionale Anteilnahme* kann die Hörerin den Erzähler in seiner affektiven Auseinandersetzung mit dem Gewesenen stützen, damit eine wichtige Halte-Funktion ausüben und zur Bewältigung der Erfahrung beitragen. Ihr interessiertes Zuhören kann vom Erzähler als Bestätigung seiner Selbstdeutungen aufgefasst werden.
- *Wirklichkeiten* können erzählerisch so konstruiert werden, dass sie Begründungen für Geschehnisse und Handlungen bieten, und die Deutungsmuster plausibilisieren (z. B. Gewaltanwendung in einer aggressiven Umwelt).
- In *versuchsweisen Identitätskonstruktionen* können wünschenswerte und idealisierte Aspekte der Identität auf ihre Plausibilität für Selbstverständnis und interaktive Identitätsverhandlungen erprobt werden.

> **!** Die durch das autobiografische Erzählen veränderte Sicht auf das eigene Leben kann der Auslöser für einen Selbstheilungsprozess sein und kathartische Wirkung haben.

3 Wie die Lebensgeschichte einen Sinn erhält

3.1 Lebensrückblick

Es ist wichtig, festzuhalten und zu betonen, dass der Lebensrückblick, auch als Lebensrückschau oder Life Review bezeichnet, nicht mit dem autobiografischen Erinnern einzelner Ereignisse gleichzusetzen ist (Butler, 1963). Auch wenn der Lebensrückblick Prozesse des Erinnerns einzelner autobiografischer Ereignisse beinhaltet, definiert ihn Staudinger (2001, S. 149) als „the remembering of event plus the further analysis of these events".

Es bleibt demnach beim Lebensrückblick nicht beim bloßen Erinnern, dem ungerichteten Reminiszieren. Vielmehr werden die erinnerten Ereignisse analysiert. Er hat zudem psychodynamische Funktionen, da er mit dem aktuellen emotionalen, affektiven Zustand verknüpft ist. Erinnerungen werden kritisch hinterfragt, mit Sinn versehen. Dadurch werden sie zu einer emotions- und motivationsregulierenden kritischen Rück- und Gesamtschau über die eigene Biografie. Daher fehlt dem Lebensrückblick die Spontaneität, die dem Reminiszieren einzelner biografischer Ereignisse eigen ist. Im Gegensatz dazu ist er „strukturierter, für das soziale Umfeld verständlicher, und in höherem Ausmaß von Bemühungen begleitet, dem eigenen Leben Sinn zuzuschreiben" Leist, 2008, S. 41).

Durch Deutung, Sinngebung und kritisches Hinterfragen wird die Lebensgeschichte re-konstruiert. Sie ist ein lebenslanger Prozess, in dem ein ursprünglich negatives, belastendes Ereignis eine positive Konnotation erhalten kann. Wong (1995) sieht im Lebensrückblick – in Abgrenzung zum Vorgang des Erinnerns einzelner Ereignisse – vier daran beteiligte Prozesse:

1. die Suche nach frühen Erinnerungen,
2. deren Re-Konstruktion,
3. die Revision von Selbst-Schemata,
4. die Suche nach der persönlichen Bedeutung.

Diese Prozesse erlauben, Autobiografisches, im Besonderen ungelöste Konflikte, scham- und schuldhafte Ereignisse sowie kritische Lebenserfahrungen aufzuarbeiten, in die Lebensgeschichte zu integrieren und ihnen eine lebensgeschichtliche Bedeutung zu geben (Butler, 1963).

Durch Deutung, Sinngebung und kritisches Hinterfragen wird die Lebensgeschichte re-konstruiert und ist ein lebenslanger Prozess.

3.2 Lebensrückblick im höheren Lebensalter

Staudinger (2001) vertritt die Ansicht, dass dem „Nachdenken über das Leben" im höheren Lebensalter eine große Bedeutung zukommt. Das Konzept des Lebensrückblicks steht demnach in einem engen Zusammenhang mit dieser Lebensphase und wird sogar als Entwicklungsaufgabe angesehen. Es lässt sich immer wieder feststellen, dass die Beschäftigung mit der eigenen Vergangenheit, der Zuwachs an Lebenserfahrung eine selbstwert- und identitätssichernde Funktion zu haben scheint (Brandstätter, 2000). Zudem hat der Autor festgestellt, dass autobiografisches Erinnern weniger mit der Nähe zum Tod zu tun hat, als dass es vielmehr „durch den altersassoziierten Zuwachs an Lebenserfahrung ausgelöst wird" (Leist, 2008, S. 44).

3.3 Merkmale des Lebensrückblicks

Lebensgeschichten werden erzählt. Erzählungen sind demnach das prägende Merkmal des Lebensrückblicks. Filipp und Mayer (2005) sprechen in diesem Zusammenhang von „self-narratives". Sie werden zu einer bedeutsamen Ebene der Persönlichkeit.

> *„Durch den Prozess selbstreflexiven Denkens und Sprechens über die persönliche Vergangenheit wird die Lebensgeschichte produziert und modifiziert." (Habermas & Bluck, 2000, S. 73)*

Demnach sind Lebensgeschichten nie abgeschlossen. Dieser Umstand ist handlungsweisend für die Lebensrückblickstherapie. Die Lebensgeschichte kann immer wieder neu interpretiert, erzählt und revidiert werden. Sie darf sich allerdings nicht allzu sehr von der ursprünglichen Gestalt entfernen, da die Gefahr einer Fragmentierung des Selbst bestehen könnte. Die Übereinstimmung mit dem Selbstbild wäre nicht mehr gegeben. Es ist die Modifikation der Lebensgeschichte, die die Verknüpfung von Vergangenheit, Gegenwart und Zukunft ermöglicht. In Lebensgeschichten manifestiert sich die persönliche Entwicklungsgeschichte. Sie wird somit Ausdruck der Identität und der Individualität (Habermas & Bluck, 2000) und zu einem elementaren Bestandteil der Persönlichkeit (McAdams, 1996), indem sie zur Vervollständigung von deren Bild beiträgt. Durch die narrative Struktur wird die Lebensgeschichte zu einem sozialen Konstrukt, gekennzeichnet durch Einzigartigkeit, Sinn- und Bedeutungsstiftung. Sie eröffnet die Möglichkeit für ein tieferes Verständnis für das Erlebte. Das Geschehene kann eingeschätzt werden, Ereignisse können in thematische Beziehungen gebracht werden (Leist, 2008).

> Durch den Lebensrückblick werden die Ereignisse des Lebens zur Lebenserfahrung. In Lebensgeschichten manifestiert sich die persönliche Entwicklungsgeschichte.

3.4 Erzählkategorien im Lebensrückblick

Durch globale Kohärenz erhalten erinnerte Ereignisse lebensgeschichtliche Relevanz (Leist, 2008). Sie können in der Erinnerung als Wendepunkte in der Lebensgeschichte, als *Wendepunktgeschichten*, interpretiert werden.

> „Der Tod unseres Kindes hat unser Leben völlig verändert. Er hat uns gelehrt, Wichtiges von Unwichtigem zu unterscheiden. Seit damals spielt die Religion für uns eine wichtige Rolle."

Andere Ereignisse können die Allgemeingültigkeit einer Verhaltens- oder Erlebensweise einer Person darstellen und werden somit zu *Ankergeschichten*.

> „Musik ist meine Leidenschaft. Die Zeiten, in denen ich als Solist viel Erfolg hatte, gehörten zu den wertvollsten und glücklichsten in meinem Leben."

Habermas & Bluck (2000) definieren Ereignisse, die als typisch für das Selbstbild und die Lebensgeschichte wahrgenommen werden, als *Kernepisoden*.

> „Ich war ein Verdingkind. Das habe ich immer zu spüren bekommen. Darunter leide ich heute noch."

Für die Autoren bilden die erwähnten Kategorien zentrale Elemente des Selbstbildes und der Lebensgeschichte. Kohärenz wird als Produkt des Lebensrückblicks, „und der damit einhergehenden Re-Konstruktion des Selbstbildes und der Lebensgeschichte konzeptualisiert" (Leist, 2008, S. 53). Die Autorin unterscheidet zwischen *positiver Kohärenz*

> „Ich hatte eine glückliche Kindheit. Das hat mein ganzes Leben geprägt."

und *negativer Kohärenz.*

> „Ich war schon als Kind eine Außenseiterin, das ist bis heute so geblieben."

Sie bezeichnet damit den prägenden Einfluss einer Erfahrung auf das Selbstbild. Zu den von Boothe (2011) definierten Erzählkategorien gehören *Krankheitserzählungen*

> „Seit Jahren leide ich unter unerklärlichen Schmerzen im ganzen Körper. Aber kein Arzt konnte etwas finden und eine richtige Diagnose stellen."

und *Opfergeschichten.*

> „Ich habe jahrelang unter der Brutalität meines Mannes gelitten. Er hat mich regelmäßig verprügelt und beschimpft."

Auch *Heldenerzählungen*

> „Ich war ein bisschen der ‚Papst'. Meine Kameraden haben an mir hinaufgeschaut und mich bewundert."

und *Erfolgsgeschichten*

> „Ich habe damals im Marathonlauf jeden Pokal gewonnen."

sind Erzählkategorien, die zu einem Lebensrückblick gehören. Sehr oft stehen zu Beginn einer Lebensrückblickstherapie Opfer- und Krankheitsgeschichten im Vordergrund, ist es doch ein Anliegen des Patienten, sein Leiden in möglichst nachvollziehbarer Weise darzustellen. Die Beispiele in den erwähnten Erzählkategorien sind kleine „Selbstporträts“, die der Selbstpositionierung des Patienten gegenüber dem Therapeuten dienen.

3.5 Kohärenz

Kohärenz spielt eine bedeutsame Rolle in der Lebensrückblickstherapie. Wir begegnen in der Therapie immer wieder Rat- und Hilfesuchenden, denen die Kohärenz der Lebensgeschichte abhandengekommen ist, was einen erheblichen Leidensdruck auslösen kann. Die Wiederherstellung von Kohärenz-Kompetenz soll in einer Lebensrückblickstherapie angestrebt werden. Kohärenz kann als Beitrag zur Integration in Eriksons Modell der psychischen Entwicklungsaufgabe im höheren Lebensalter (Kap. 4) gesehen werden.

Damit eine Lebensgeschichte einer narrativen Struktur genügt, muss sie für den Zuhörer nachvollziehbar sein: Sie muss *kohärent* sein. Diese Kohärenz ist ein zentrales Merkmal einer Lebensgeschichte und setzt sowohl *narrative* als auch *biografische* Kompetenz voraus. Ihr wird somit eine besondere Bedeutung zugeschrieben. Es geht dabei aber auch um die Kohärenz des Selbstbildes, das aufrechterhalten werden muss. Auch wenn dieses sich wandelt, muss Kontinuität gewahrt bleiben. Kohärenz ist demnach unabdingbar für die Sinnstiftung für das eigene Leben (McAdams, 1996). Sie erlaubt die Verknüpfung erinnerter Vergangenheit, wahrgenommener Gegenwart und antizipierter Zukunft, um sie in einen übergeordneten Zusammenhang zu bringen. Es kann nicht genug betont werden, dass aus dieser Sicht Erinnern mehr als „Schwelgen in der Vergangenheit ist“ (Trilling 2004, 4). Nach Habermas und Bluck (2000) ermöglicht Kohärenz zudem die Illustration von Selbstbild-Aspekten. Elemente der Lebensgeschichte und das Selbstbild werden verbunden. Der Bezug zu erinnerten Ereignissen plausibilisiert die Rechtfertigung von aktuellen Ereignissen. Von *globaler Kohärenz* sprechen die Autoren dann, wenn biografische Ereignisse mit der persönlichen Entwicklung erklärt werden.

> „Ich durfte keinen Beruf erlernen, weil sich das damals für eine Frau nicht gehörte.“

Habermas und Bluck (2000) unterscheiden vier Formen der *globalen Kohärenz*:

1. Kulturelle Konzepte der Biografie
2. Temporale Kohärenz
3. Thematische Kohärenz
4. Kausale Kohärenz

Das kulturelle Konzept der Biografie verknüpft die Abfolge von Entwicklungsaufgaben, vereint normative Ereignisse und wird somit zum Lebenslaufskript (Berntsen & Rubin, 2002). Dies besagt, dass verschiedene Normen sowohl Länge als auch Abfolge und Gestaltung von Lebensabschnitten beeinflussen, um kulturell und gesellschaftlich nachvollziehbar anerkannt zu werden.

> „Nach dem Abitur wechselte ich an die Universität und studierte Medizin. Mit 25 Jahren habe ich eine Kollegin geheiratet und mit ihr eine Familie gegründet."

Diese Normen variieren alters-, geschlechts- oder statusspezifisch. Weicht das Ereignis von der Norm ab, muss es gerechtfertigt werden, um beim Hörer Akzeptanz zu finden.

> „Ich war eine schlechte Schülerin. Ich hatte keine Zeit, Hausaufgaben zu machen, da ich nach dem Tod des Vaters auf dem Hof helfen musste. Wir waren so arm, dass wir uns keinen Knecht leisten konnten und meine Mutter ständig Angst hatte, man würde ihr den Hof und die Kinder wegnehmen. Deshalb konnte ich keine richtige Ausbildung machen."

Bei der *temporalen Kohärenz* handelt es sich um das Herstellen von zeitlichen Verbindungen zwischen biografischen Ereignissen und Entwicklungsphasen. Sie ist fundamental wichtig für das chronologische Ordnen der Lebensgeschichte.

> „In der Pubertät habe ich meinen Eltern viele Sorgen bereitet. Mehrmals bin ich für mehrere Tage von zuhause abgehauen."

Die *thematische Kohärenz* bietet die Möglichkeit, die Lebensgeschichte mit einem Motto, mit einem Thema zu versehen. Auch dieses kann identitätsstiftend und selbstbildbezogen sein. So wird der Ausspruch „Ich bin ein Sonntagskind" zum allgemeinen Attribut einer Person. „Ich bin ein Winnertyp" kann zum Leitmotiv einer Lebensgeschichte werden, als Ausdruck von Leistung, Macht und Status. Ebenso selbstbildbezogen ist das Gegenteil davon. „Ich bin ein Verlierer" drückt das Bild aus, das der autobiografische Erzähler von sich hat. In diesem Sinne sind auch negative Selbstbilder identitätsstiftend und nur schwer zu revidieren – ein häufiges Phänomen in der Therapie.

Die *kausale Kohärenz* wird als zentral für die Konstruktion der Lebensgeschichte angesehen. Habermas und Bluck (2000) sehen in ihr das grundlegende Merkmal dafür, dass eine Lebenserzählung mehr ist, als eine lose Ansammlung von unverbundenen Geschichten. Die kausale Kohärenz zeigt sich in der nachvollziehbaren Verknüpfung von Ereignissen. „Kausale Kohärenz kann Handlungen oder die Diskontinuität des Selbstbildes erklären“ (Leist, 2008, S. 50).

Kohärenz ist demnach ein zentrales und unverzichtbares Merkmal für die Lebensgeschichte, weil die Verknüpfungen von Lebensgeschichten unabdingbar für die Konstruktion der Identität sind. Sie ist ein wichtiger Pfeiler für die Verarbeitung von belastenden Ereignissen. Verknüpfungen helfen, das Ereignis in die Lebensgeschichte einzureihen, ihm Sinn und Bedeutung zu verleihen. Dies erlaubt die Bewertung dieses Ereignisses und schließlich die Integration in die eigene Lebensgeschichte. Bewertung und Sinnstiftung können als Gradmesser für die Integration gelten.

In Anbetracht der erwähnten Merkmale kann aus klinischer Perspektive die erzählte Lebensgeschichte als Hinweis für den Therapiebedarf gelten. Sie kann, wenn sie stimmig und gelungen ist, als Ressource für die therapeutische Intervention dienen. Zugleich kann eine therapeutische Intervention helfen, eine misslungene, nicht stimmige Lebenserzählung zu modifizieren, indem neue Verknüpfungen, Sinnstiftungen und neue Bewertungen eine veränderte Sicht auf das Geschehene ermöglichen.

! Kohärenz ist ein zentrales und unverzichtbares Merkmal für die Lebensgeschichte. Sie ist ein wichtiger Pfeiler für die Verarbeitung von belastenden Ereignissen, weil sie Verknüpfungen von Elementen der Lebensgeschichte ermöglicht, die unabdingbar für die Konstruktion der Identität sind.

4 Entwicklungspsychologische Herausforderungen im höheren Lebensalter

Seit Längerem hat sich in der Gerontologie die Meinung durchgesetzt, dass der Mensch sich über sein ganzes Leben hinweg weiter entwickelt. In diesem Zusammenhang wird von der Entwicklung über die gesamte Lebensspanne hinweg gesprochen. Damit hat die Gerontologie den Schritt von einer defizitorientierten Sicht auf das Alter hin zu einer ressourcenorientierten Betrachtungsweise gemacht, ohne die unvermeidlichen altersbedingten Verluste und Einbußen zu vernachlässigen oder zu verharmlosen.

So wird die Meinung vertreten, dass das Individuum sein ganzes Leben lang seiner Lebensphase entsprechende Entwicklungsaufgaben zu bewältigen hat. Als Entwicklungsaufgaben werden Themen gesehen, „mit denen sich Personen in einem bestimmten Alter aufgrund biologischer, gesellschaftlicher und persönlichkeitsbezogener Faktoren in besonderem Maße auseinander setzen" (Freund, 2004, S. 304). Diese Entwicklungsaufgaben können gelingen, sie können aber auch scheitern. Im Gegensatz zu früheren Lebensphasen sind die Themen der Entwicklungsaufgaben im höheren Lebensalter weniger stark handlungsleitend, da von diesem Lebensabschnitt im Allgemeinen ein geringerer gesellschaftlicher Beitrag erwartet wird. Dies bietet daher die Möglichkeit, dass im hohen Alter ein größerer sozialer Freiraum entsteht, der zur Entwicklung von persönlichen Zielen genutzt werden kann. Andererseits sind biologische Faktoren im hohen Alter sowie die Nähe zum Tod von großer Bedeutung. Entwicklungsaufgaben bezeichnen deshalb nicht nur, welche Ziele eine Person verfolgen sollte, sondern auch, welche Ziele verabschiedet werden müssen (Freund, 2004). Verschiedene Autoren postulierten Entwicklungsaufgaben für das höhere Lebensalter.

Während in Havighursts Theorie (1956) diese vorwiegend um die Auseinandersetzung mit Abbauprozessen, Verlusten und Tod kreisen, sehen Waterman und Archer (1990) diese Lebensphase auch als eine Zeit, um persönliche Ziele zu entwickeln, da soziale Verpflichtungen im beruflichen, familiären und gesellschaftlichen Bereich abnehmen. Zur Verwirklichung von neuen Zielen tritt nun auch die Reflexion über das vergangene Leben hinzu. Dadurch können psychische Ressourcen zur Zielerreichung aktiviert werden, die entscheidend zum Gelingen der Entwicklungsaufgaben beizutragen vermögen.

Dieser Aspekt spielt auch im Modell der psychosozialen Entwicklung von Erikson (1968) eine zentrale Rolle. Erikson hat Freuds Konzept der psychosozialen Entwicklungsstufen über die gesamte Lebensspanne erweitert. Dieses Konzept soll etwas ausführlicher beschrieben werden, da der tiefenpsychologische Aspekt in einer Lebensrückblickstherapie von Bedeutung sein kann und die Lebensrückblickstherapie nach Haight und Haight (-> Kap. 5.4) auf der Basis dieses Modells entwickelt wurde. Es ist ein Entwicklungsmodell mit acht Stufen (Erikson 1971):

1. Stufe: Ur-Vertrauen gegen Ur-Misstrauen: Diese Stufe umfasst das Säuglingsalter und deckt sich zeitlich mit Freuds oraler Phase. Hier fällt die Entscheidung, ob ein Mensch ein grundlegendes Gefühl von Vertrauen entwickeln kann, das aus der Beziehung des Kindes zur ersten Bezugsperson und deren Zuverlässigkeit entsteht.
2. Stufe: Autonomie gegen Scham und Zweifel: Diese Stufe entspricht Freuds analer Phase im Kleinkindalter. Sie betrifft die Reifung der Kontrolle über die Ausscheidungsorgane. Bewältigt das Kind die Anforderungen der Sauberkeitserziehung erfolgreich, entsteht ein Gefühl von Selbstkontrolle und Autonomie. Im Falle eines Scheiterns entsteht ein andauerndes Gefühl von Scham und Zweifel.
3. Stufe: Initiative gegen Schuldgefühl: Diese Stufe ist identisch mit Freuds phallischer Phase. Hier finden eine Erweiterung der Bewegungsmöglichkeiten, der Vervollkommnung des Sprachvermögens und die Ausweitung der kindlichen Vorstellungswelt statt. Ziel dieser Entwicklung ist die Entfaltung von Initiative als Grundlage des Strebens nach Leistung und Unabhängigkeit. Bei Misserfolg erlebt das Kind seine eigenen Triebe als schlecht. Daraus entstehen Schuldgefühle.
4. Stufe: Werksinn gegen Minderwertigkeitsgefühl: Diese Entwicklung findet im Schulalter statt. In dieser Zeit sind die Kinder den Anforderungen der Schule ausgesetzt. Durch Kompetenz und Leistung lernen sie, sich Anerkennung zu verschaffen und erleben die Lust an der Vollendung eines Werkes. Bei Misserfolg entwickelt sich ein Gefühl von Minderwertigkeit und Unfähigkeit.
5. Stufe: Identität gegen Identitätsdiffusion: Diese wichtige Stufe findet in der Adoleszenz statt. Es ist die Zeit der Identitätsfindung. Da in kurzer Zeit enorme Veränderungen auf den Jugendlichen einstürmen, ist die Adoleszenz eine schwierige, aber zugleich herausfordernde Zeit. In dieser Stufe müssen die in den vorhergehenden Krisen gewonnenen Ich-Werte in eine Ich-Identität umgesetzt werden. Sie werden in Frage gestellt, qualitativ neu zusammengesetzt, rekonstruiert und in einem neuen Bild von sich integriert. Die zentrale Frage dieser Stufe lautet: Wer bin ich? Gelingt diese Identitätsbildung, entsteht im

Bewusstsein die Überzeugung, dass man sich zu einer Persönlichkeit entwickelt hat, die dem eigenen sozialen Umfeld entspricht. Gelingt es dem Jugendlichen nicht, sich ein für ihn stimmiges Bild von sich selbst und seinem Umfeld zu machen, kommt es zur Identitätsdiffusion. Die Folge ist eine Zersplitterung der Persönlichkeit.

6. Stufe: Intimität gegen Isolierung: In dieser Stufe des frühen Erwachsenenalters besteht die Aufgabe in der Schaffung von Bindung und Intimität zu einem Partner. Bei Misserfolg geht das Individuum auf Distanz, wehrt andere Menschen ab und isoliert sich.

7. Stufe: Generativität gegen Selbstabsorption: Diese Stufe betrifft das Erwachsenenalter. Sie ist dominiert vom Streben nach der Gründung einer Familie und der Erziehung einer neuen Generation. Dies kann sich aber auch in schöpferischen Leistungen ausdrücken. Bei negativer Bewältigung dieser Stufe besteht die Gefahr von Verarmung an zwischenmenschlichen Beziehungen, und es entsteht ein Gefühl von Stagnation.

8. Stufe: Integrität gegen Lebensekel: In dieser Stufe des höheren Lebensalters vermag der Mensch seinem Leben einen Sinn zu geben. Gelingt dies nicht, führen Enttäuschung und Verzweiflung zu Lebensüberdruss und Lebensekel.

Bezüglich der Lebensrückblickstherapie rückt vorwiegend diese letzte Stufe in den Fokus. Integrität als Gelingen bezieht sich auf:

> *„die Akzeptanz des eigenen Lebenslaufes, der Anerkennung der eigenen Grenzen, Möglichkeiten und der Rolle, die andere Menschen im eigenen Leben gespielt haben, die Wahrnehmung der Eingebettetheit der eigenen Person in einen größeren Kontext und das Akzeptieren der eigenen Endlichkeit im Tod“ (Freund, 2004, S. 307).*

Der Gegenpol, jener der Verzweiflung und des Lebensekels, fokussiert dagegen das eigene Scheitern, erlittene Ungerechtigkeiten, verpasste Gelegenheiten. Aus dieser Sicht resultiert Unzufriedenheit mit dem eigenen Leben, Frustration und Verbitterung. Mit Integrität ist jedoch nicht gemeint, nur die positiven Aspekte des Lebens zu sehen und die schwierigen auszusparen. Vielmehr dient die Akzeptanz dunkler Seiten des Lebens dazu, das eigene Nichtgenügen in gewissen Lebenssituationen und eigenes Versagen als zur eigenen Person gehörend anzuerkennen. Die Lösung des Konfliktes liegt in der Synthese beider Pole und kann als Weisheit bezeichnet werden. Für diese Rückschau und die Bewertung des Lebens ist die Fähigkeit sich erinnern zu können, die Fähigkeit zur Selbstreflexion, unabdingbar.

BEISPIEL

Schwierige Zeiten

Frau Hilda S. erzählt: „Ich hatte schwierige Zeiten, ich war oft krank. Es gab Sachen, die mich nicht so gut dünkten. Aber irgendwie gehört das zu mir. Es ist nun mal so, wie es ist. Ich habe ja auch daraus gelernt und dafür bin ich dankbar. Eigentlich möchte ich kein anderes Leben. Es ist das, das ich kenne und das ist gut so, wie es ist, mit allen Hochs und Tiefs."

BEISPIEL

Unangenehme Erlebnisse

Herr Peter U. erzählt: „Es kamen natürlich auch wieder Sachen hervor, die ich negativ erlebt habe oder die negativ waren und wo ich mir Vorwürfe mache, dass ich andere Menschen schlecht behandelt habe, Dinge, die nicht angenehm waren. Aber das gehört nun mal zu meinem Leben und ich habe aus diesen Erfahrungen gelernt. Heute muss ich sagen, dass ich ein gutes und reiches Leben hatte. Dafür bin ich dankbar."

Diese Beispiele stammen von Patienten am Ende einer Lebensrückblickstherapie, in der sie sich mit den positiven aber auch mit den schwierigen Situationen ihres Lebens auseinandergesetzt hatten. Es sind Beispiele einer gelungenen Integration.

BEISPIEL

Fehlender Lebenssinn

Herr Uwe K. erzählt: „Mein Leben ist und war eine einzige Katastrophe. Ich habe das Gefühl, ich hätte mein Leben verpasst. Nie ist mir etwas gelungen. Meine Ehe war schlecht, meine Kinder haben den Kontakt zu mir abgebrochen und beruflich bin ich nie auf einen grünen Zweig gekommen. Mein Leben hat keinen Sinn mehr."

Dieses Beispiel stammt von einem Patienten, der gegen seinen Willen, aber auf Anraten seines Hausarztes therapeutische Hilfe angefordert hatte. Aufgrund seiner mangelnden Eigenmotivation verweigerte er eine Lebensrückblickstherapie mit dem Argument, diese würde an seinem Leben nichts mehr ändern. Sein Entscheid war unumstößlich.

Es ist zu bemerken, dass Eriksons Modell immer wieder kritisch hinterfragt worden ist. Nach seiner Theorie ist die Bewältigung oder das Scheitern einer Entwicklungsaufgabe unumkehrbar. Dies wird ihm zum Vorwurf gemacht und wurde seither von diversen Identitätsentwicklungsforschern widerlegt. Trotzdem kann sein Modell für die Lebensrückblickstherapie immer noch als wertvoller Orientierungsrahmen dienen.

Integration ist das Gelingen der Entwicklungsaufgabe im höheren Lebensalter.

5 Psychotherapie im Alter

5.1 Psychische Leiden im höheren Lebensalter

Auch wenn das höhere Lebensalter nicht mehr vorwiegend unter dem Aspekt des Abbaus betrachtet wird, so ist nicht zu leugnen, dass diese Lebensphase spezifische Defizite mit sich bringt, die psychische Beeinträchtigungen zur Folge haben können. So kann die Pensionierung mit einem Verlust von gesellschaftlichen Positionen und identitätsstiftenden Rollen und Aufgaben einhergehen. Mit dem Tod nahestehender Personen gehen tragende Beziehungen verloren. Zunehmende körperliche Beschwerden können die betroffene Person zum Rückzug aus sozialen Netzen zwingen. Gefühle der Einsamkeit, des Nichtmehrgebrauchtwerdens können die quälende Folge sein. Daraus ergibt sich oft ein Sinn-Verlust, der noch verstärkt wird, wenn ein vertrautes, unterstützendes Du entfällt.

Für diese Menschen stellt sich dann die Frage nach ihrer Daseinsberechtigung jenseits einer sinnstiftenden und erfüllenden Aufgabe. Dieser Sinn-Verlust geht oftmals einher mit dem Gefühl, wichtige Kompetenzen einzubüßen und letztlich nur noch eine Last für andere zu sein. Weil diese Verluste zu dieser Lebensphase gehören, werden sie als altersgradierte Verluste bezeichnet (Freund & Baltes, 2005).

Diese Tatsache hindert ältere Menschen daran, psychotherapeutische Hilfe in Anspruch zu nehmen. Sie überfordern sich, indem sie der Meinung sind, das Leben, das Leiden alleine meistern zu müssen. Um Hilfe bitten zu müssen empfinden sie als beschämend. Dazu kommt, dass die gesellschaftlichen Forderungen nach Jugendlichkeit, Fitness, Aktivität, nach Anti-Aging und optimalem Altern von vielen älteren Menschen als Druck und Zwang erlebt werden. Diesen Anforderungen nicht mehr genügen zu können kommt dem Eingeständnis eines Versagens gleich und kann Schuldgefühle auslösen. Sich als ungenügend und hilfsbedürftig zu erleben ist verbunden mit einem Gefühl der Scham, diesem zwar urmenschlichen, existenziellen, jedoch unerträglichen Gefühl. Wut und Aggressionen, denen man bei älteren Menschen oftmals begegnet, sind häufig eine Tarnung einer dahinter liegenden Scham. Sie sind, so belastend sie auch sein mögen, leichter zu ertragen, als das vernichtende Gefühl der Scham. Damit verbunden ist die Angst vor einer Stigmatisierung, die ein Grund für den Widerstand älterer Menschen gegen eine Psychotherapie sein kann. Zweifel an deren

Wirksamkeit werden ins Feld geführt, um dem Risiko einer Stigmatisierung zu entgehen.

Ein weiterer Grund für den Widerstand gegen die Psychotherapie könnte die unumstößliche Tatsache sein, dass im Alter die Vergangenheit sehr viel länger ist als die Zukunft. Aufgrund der eingeschränkten zeitlichen Zukunftsperspektive kann es schwierig und angstauslösend sein, mit Verpasstem, Nichtwiedergutzumachendem konfrontiert zu werden, weil die Befürchtung besteht, dass die Zeit für eine heilende Korrektur nicht mehr zur Verfügung steht. Der Widerstand kann sich deshalb aus der Angst speisen, in Trauer stecken zu bleiben und anstehende Prozesse nicht mehr zu einem versöhnlichen Ende bringen zu können.

Dieser Aspekt sollte von jüngeren Therapeutinnen und Therapeuten beachtet werden. Der Widerstand betrifft nämlich nicht nur die Hilfsbedürftigen, sondern auch die Therapeuten, die am Erfolg einer Therapie mit älteren Menschen zweifeln, weil sie diesen die Fähigkeit zu Veränderungen nicht mehr zutrauen. Für beide Seiten stellt sich somit die Frage nach dem Sinn einer Psychotherapie im Alter. Es soll dabei nicht außer Acht gelassen werden, dass solange Leben besteht, eine Veränderung möglich bleibt und es, aus Gründen des Respekts und der Achtung, allein in der Kompetenz des Patienten liegt, den Sinn einer Therapie zu hinterfragen. Allerdings kann die Therapeutin oder der Therapeut den Hilfesuchenden dazu ermutigen, Veränderungen zu wagen und das Selbstbild zu hinterfragen.

Mit dem Rückzug aus sozialen Netzwerken besteht zudem die Gefahr, dass die Fähigkeit zur Beziehungsgestaltung verloren geht, oder dass sich ältere Menschen diese nicht mehr zutrauen. Mit dem Verlust der Beziehung zu anderen ist auch die Beziehung zu sich selbst gefährdet. Die eigene Identität steht auf dem Spiel. Stehen keine Bewältigungsmechanismen, keine Ressourcen, auf die zurückgegriffen werden kann, zur Verfügung, kann dieser zersetzende Prozess zu psychischen Leiden in Form von Depressionen, Anpassungs- oder Angststörungen führen. Finden diese Menschen den Weg in die Psychotherapie, zeigt sich sehr oft, dass Erfahrungen der Einsamkeit, der Verlassenheit und der damit verbundenen Sinnlosigkeit die psychische Störung ausgelöst haben.

Es sind jedoch nicht nur aktuelle Probleme, die als belastend erlebt werden. Quälende Erinnerungen, ungelöste Konflikte, traumatische Erfahrungen aus der Vergangenheit, Erfahrungen von Gewalt und Missbrauch, von Krieg und Flucht, von Schuld und Scheitern können ebenso eine große Belastung sein.

Wird die Fähigkeit zum Erinnern zu Recht als Ressource gepriesen, so soll (Kap. 2.2) nicht übersehen werden, dass Erinnern auch kritische Aspekte haben kann (Coleman, 2004). Belastend sind Erinnerungen dann, wenn sie zum Zwang, zur Unausweichlichkeit führen. Es scheint für den Betroffenen kaum möglich, sich diesen Erinnerungen zu entziehen. Radebold (2005) spricht in diesem Zusammenhang von den „dunklen Schatten der Vergangenheit", die Menschen im höheren Lebensalter einholen können. Trotzdem kann die Frage gestellt werden, ob obsessives Erinnern nicht ein Versuch sein könnte, das Selbstbild aufrecht zu erhalten, auch wenn bei depressiven Patienten immer wieder die Erfahrung gemacht wird, dass deren Selbstbild äußerst negativ gefärbt ist. Aber es ist immerhin ein Bild, das ihnen vertraut ist und das sie nicht so schnell aufs Spiel setzen können, ohne dass ihre Identität ins Wanken gerät.

Dieser identitätsbezogene Aspekt ist auch der Grund, weshalb sich Selbstbilder nicht leicht ändern lassen, auch wenn sie dysfunktional sind. Als ebenfalls dysfunktional kann sich das *evasive Erinnern* erweisen. Obwohl gegen das Schönreden der „guten alten Zeit" – die oftmals mehr alt als gut ist – kaum etwas einzuwenden ist und es kurzfristig eine Entlastung herbeiführen kann, erweist sich diese Form des Erinnerns auf die Dauer als kontraproduktiv. Evasives Erinnern ist letztlich eine Täuschung. Es führt in eine Sackgasse, die eine Auflösung der Täuschung, das Infragestellen des Selbstbildes und die Übernahme von Verantwortung verhindert. Dabei ist es oftmals gerade das Gefühl, in eine Sackgasse geraten zu sein, das der Grund für eine Psychotherapie ist. Evasives Erinnern bindet die Energie, die für die Bewältigung aktueller Probleme, Konflikte und Aufgaben zur Verfügung stehen sollte. Zudem belastet es bestehende Beziehungen durch die immer wiederkehrenden, beschönigenden, objektive Fakten negierenden Erzählungen (Coleman, 2004).

! Psychotherapie ist im höheren Lebensalter angezeigt, weil auch älteren Menschen die Fähigkeit zu Veränderungen zugetraut werden soll.

5.2 Psychische Störungen im höheren Lebensalter

Lebensereignisse, die Verlust-, Überforderungs- und Kränkungscharakter haben, übersteigen oft die seelischen Kräfte, die zu deren Bewältigung notwendig wären. Daraus können sich psychische Störungen entwickeln. Einige davon sollen in diesem Kapitel theoretisch erörtert und anhand von Fallbeispielen dargestellt werden.

Depression

Abnehmende Kräfte, der Verlust bedeutsamer sozialer Kontakte, die Berentung, die Einbuße der Autonomie, mangelnde Zukunftsperspektiven werden von Wolfersdorf und Schüler (2007, S. 11) als „prädepressive Lebensereignisse" bezeichnet. Als Folge davon können die Betroffenen an Depressionen erkranken. Diese äußern sich in Gefühlen der Hoffnungs- und Hilflosigkeit, oft begleitet von Ich-Insuffizienz, Selbstentwertung und Schuldgefühlen. Dies zeigt sich in depressivem Verhalten, in Rückzug, klagenden Hilferufen, Schwarzsehen, Dysphorie. Depressionen im Alter unterscheiden sich nicht grundsätzlich von jenen in anderen Lebensphasen. Und doch ist deren Erscheinungsbild von altersbedingten Faktoren beeinflusst. Wolfersdorf und Schüler (2007, S. 12) listen folgende wichtige psychopathologische Akzentuierungen auf:

Anzeichen einer Depression

- „Depressive Herabgestimmtheit, Erstarrtheit, Gefühl der Gefühllosigkeit, Freudlosigkeit.
- Neigung zu ängstlicher Klagsamkeit (oft Jammer-Depression), apathischer Rückzug.
- Häufig körperbezogene Klagen (Überbewertung von vorhandenen Beschwerden, i. S. von Hypochondrie, somatoformen Störungen (‚larvierte Depression').
- Vermehrt Episoden-überdauernde Restsymptomatik und Befindlichkeitsstörungen, z. B. Klage über Schwindel, Schlafstörungen, Spannungszustände.
- Häufig depressiver Wahn bei Ersterkrankungen im höheren Lebensalter, oft mit Schuld- und Verarmungsinhalten, paranoiden Ideen, akustischen Halluzinationen, z. B. Stimme des verstorbenen Partners, der ins Grab ruft oder zur Lebensbewältigung hilft.
- Vermehrt direkt oder *indirekt* selbstdestruktives Verhalten (z. B. erhöhte Suizidrate im Alter, ‚stiller Suizid', ‚Lebensverweigerung', Regressionsneigung und Rückzug, mangelnde Compliance.
- Vermischung mit demenzieller Symptomatik sowie Pseudodemenz (Differenzialdiagnostik wichtig)."

Im Hinblick auf die Depression im Alter sind zudem psychodynamische Aspekte zu beachten, da unbewusste, verdrängte psychische Anteile entscheidend für die Entwicklung einer depressiven Erkrankung sein können. Basierend auf der individuellen bio-psycho-sozialen Entwicklung des Menschen kann von einer psychologischen Disposition zur Depression ausgegangen werden. Diese kann zu einer erhöhten Vulnerabilität führen, die einhergeht mit eingeschränkter Anpassungsfähigkeit, verbunden mit beeinträchtigten oder fehlenden Bewältigungsstrategien. Typisch dabei sind negative Selbstzuschreibungen wie Hilflosigkeit, Entwertung des eigenen Selbst, Hoffnungslosigkeit, Ich-Insuffizienz.

BEISPIEL

Verlust des beruflichen Status

Herr Viktor G. erzählt: Er fühle sich seit seiner Pensionierung vor zwei Jahren kränklich, apathisch und freudlos. Er sei viele Jahre in einem renommierten kulturellen Betrieb in leitender Position tätig gewesen. Lange Zeit habe ihm sein Beruf große Freude bereitet. Er habe viele internationale Beziehungen knüpfen können, woraus auch Freundschaften entstanden seien. Sich intensiv mit Kultur zu beschäftigen sei seine Berufung gewesen. Der zunehmende Erfolgsdruck habe ihn jedoch allmählich derart belastet, dass er schließlich seine Pensionierung herbeigesehnt habe. Im ersten Jahr nach seiner Pensionierung sei er mit seiner Frau ausgiebig gereist und habe seine zahlreichen Freundschaften gepflegt. Mit der Zeit habe er merken müssen, dass ihm der Verlust seines beruflichen Status zu schaffen mache. Er sei nicht mehr „gefragt“ gewesen. Die wohlmeinenden Aufforderungen seiner früheren Mitarbeiter, er könne jederzeit vorbeikommen, er sei immer willkommen, habe er anfänglich befolgt. Aber nach einiger Zeit habe er bemerkt, dass man ihn gar nicht vermisste. Oder er sei zu einem ungünstigen Zeitpunkt aufgetaucht, sodass er das Gefühl haben musste, er störe. So seien diese Kontakte eingeschlafen. Er wisse, dass dies auch an ihm liege. Zudem fehle ihm die Tagesstruktur. Er, der früher ein Frühaufsteher gewesen sei, komme morgens kaum mehr aus dem Bett. Er wisse gar nicht, warum er überhaupt noch aufstehen soll. Während seiner Berufszeit habe er sich nicht auf die Pensionierung vorbereitet. Er habe damit nur „Freiheit“ assoziiert. Nun stehe er da, habe keine Aufgabe und werde – er, der früher vital und optimistisch war – immer mürrischer und antriebsloser. Er mäkle an allem herum, nichts mache ihm Freude. Es könne ihm auch niemand etwas recht machen. Für ihn, der früher als Feinschmecker galt, werde das Essen immer mehr zur Qual. Es gebe Tage, an denen er kaum etwas esse. Das alles belaste die Beziehung zu seiner Frau, die anfänglich sehr fürsorglich gewesen sei und sich nun aber von ihm distanziere. Er liebe seine Frau, aber sie gehe ihm mit ihrer Frohnatur auf die Nerven. Er habe sich auch auf seine Rolle als Großvater gefreut und habe sich vermehrt um seine kleinen Enkelkinder kümmern wollen. Aber jetzt, da er Zeit hätte, seien sie ihm eine Last und er sei froh, wenn er sie möglichst selten sehe. Aber das dürfe er ja nicht sagen. Er habe manchmal das Gefühl, er befinde sich auf einem Abhang und sei dabei ins Rutschen geraten. So habe sein Leben keinen Sinn mehr. Er fühle sich so unwert. Er werde nicht mehr gebraucht. Manchmal habe er Todesgedanken. Er wünsche sich, dass alles vorbei wäre. Aber der Mut, sich das Leben zu nehmen, fehle ihm. Er habe sich früher nie vorstellen können, jemals psychotherapeutische Hilfe in Anspruch nehmen zu müssen. Das sei unter seiner Würde gewesen. Aber jetzt sei es wohl seine letzte Möglichkeit, mit seinem Leben wieder zurechtzukommen.

Der sehr einnehmend wirkende Patient fällt durch unentwegtes *Klagen über die Sinnlosigkeit* seines aktuellen Lebens auf. Bei ihm manifestiert sich destruktives Verhalten, erkennbar in seiner Schilderung der mangelhaften Ernährung und *wiederkehrender Suizidged*anken. *Klagsamkeit und apathischer Rückzug* deuten auf eine *Depression* hin. Es dominiert ruinierendes, obsessives mit *Selbstentwertung* einhergehendes Erinnern. Er blüht nur dann auf, wenn er von seinem Beruf spricht. Sein berufliches Leben beschreibt er als eine ununterbrochene Reihe von Erfolgserlebnissen. Die Glorifizierung seiner beruflichen Vergangenheit deutet auf evasives Erinnern hin, das er als Strategie zur Flucht aus der Unerträglichkeit seiner aktuellen Situation einsetzt. Herr G. gewinnt schnell das Interesse und die Sympathie der Therapeutin, die dem Patienten eine Lebensrückblickstherapie anbietet, in welche dieser dankbar einwilligt, da er der Meinung ist, dass es in seinem Leben Ereignisse gegeben habe, die er völlig verdrängt habe.

Angststörungen

Bei der Angststörung handelt es sich um ein psychisches Leiden, das im Alter oft übersehen oder falsch diagnostiziert wird. Dabei ist es offensichtlich, dass diese Störung die Lebensqualität von älteren Menschen massiv beeinträchtigen kann. Wird sie nicht behandelt, nimmt sie einen chronischen Verlauf und kann zu sozialem Rückzug, zu Depressionen, zu Substanzmissbrauch oder Alkoholabhängigkeit führen (Haupt & Vollmar, 2007). Dass Angststörungen oft unbemerkt und damit unbehandelt bleiben, liegt daran, dass es den Senioren vielfach schwerfällt, über ihre Ängste zu sprechen. Schamgefühle hindern sie daran. So unterschätzen sie die Bedeutung ihrer Symptome und schreiben diese einem normalen Alterungsprozess zu. Sie ziehen sich zurück, meiden angstauslösende Situationen, klagen über körperliche Beschwerden wie Schmerzen,

Schwindel, Atemnot oder Schlafstörungen (Haupt & Vollmar, 2007). Bei solchen Symptomen kann es sich um unspezifische somatische Zeichen der Angst handeln (Haupt & Vollmar, 2007). Die Autoren betonen die Wichtigkeit einer genauen Diagnostik, um festzustellen, ob es sich möglicherweise auch um Sekundärängste, bedingt durch andere Erkrankungen wie Demenz, Depressionen, Substanzmissbrauch oder Neben- oder Wechselwirkungen von Medikamenten, handelt. Ermann (2012) unterscheidet folgende Formen von Angststörungen, die im Alter immer wieder zu beobachten sind: Generalisierte Angststörung und Agoraphobie.

Generalisierte Angststörung: Bei der generalisierten Angststörung handelt es sich um langanhaltende Angstzustände, die sich weder auf eine bestimmte Situation noch auf ein bestimmtes Objekt beziehen. Sie äußern sich in einer steten Besorgtheit und einer andauernden inneren Anspannung. Auch wenn die Entstehungsursachen ungewiss sind, geht man davon aus, dass möglicherweise frühere traumatisierende Erlebnisse und sozialer Stress, Mobbing, frühe Trennung der Eltern, unsichere Eltern-Kind-Beziehung, körperliche oder sexuelle Gewalt sowie andere Traumatisierungen die Entstehung dieser Störung begünstigen können. So können auch chronischer Stress und genetische Faktoren die Ursache für die Entstehung dieser Störung sein. Folgende typische Symptome kennzeichnen die generalisierte Angststörung:

Symptome einer generalisierten Angststörung

- Hohe Muskelspannung,
- Zittern,
- Ruhelosigkeit,
- Übererregbarkeit,
- Beklemmungsgefühle,
- Schwitzen,
- Mundtrockenheit,
- Schwindel,
- übermässige Wachsamkeit,
- übermässige Schreckhaftigkeit,
- Reizbarkeit,
- Ein- und Durchschlafstörungen.

Die generalisierte Angststörung ist von anderen Störungen wie Panikstörung, Depression, Sozialphobie oder Agoraphobie abzugrenzen, auch wenn mehrere Krankheiten nebeneinander bestehen können. Eine Angststörung, begründet durch erkennbare Ursachen, unterscheidet sich klar von einer generalisierten Angststörung.

BEISPIEL

Angst und Panik

Frau Clara Z. erzählt: Sie leide sehr unter Angstzuständen. Sie gerate jeweils in Panik, wenn jemand von ihrer Familie abwesend sei und die Ambulanz ertöne. Da habe sie jeweils die schlimmsten Phantasien. Sie höre jeden Morgen Rundfunk, weil da die Verkehrsmeldungen durchgegeben würden. Wenn es dann heiße, der Verkehr sei normal, könne sie sich wieder für einen kurzen Moment beruhigen. Aber das dauere jeweils nicht lange. Bei jeder Kleinigkeit komme die Angst wieder. Sie habe manchmal das Gefühl, dass sie mit ausgefahrenen Antennen durchs Leben gehe, damit sie Gefahren rechtzeitig erkennen könne. Sie lebe in der ständigen Erwartung einer Katastrophe. Eigentlich sei sie schon ein ängstliches Kind gewesen. So habe sie immer Angst gehabt, die Mutter würde sich etwas antun. Sie habe auch immer große Angst verspürt, wenn die Eltern abends weggingen und sie auf die kleineren Geschwister aufpassen musste. Ihre Angst sei gewesen, die Eltern würden nie mehr nach Hause kommen und die ganze Verantwortung würde auf ihr lasten. Dieser Gedanke habe sie oft fast erdrückt. Es sei ihr bewusst, dass ihre Ängste manchmal Formen angenommen hätten, die nicht mehr normal seien. So habe sie letzthin ihre Tochter telefonisch erreichen wollen. Ihr Handy sei aber, entgegen ihrer Gepflogenheiten, ausgeschaltet gewesen. Sie habe sie einfach nicht erreichen können. Sie sei in Panik geraten und habe sich die schlimmsten Dinge ausgedacht, die ihr passiert sein könnten. Sie habe auch noch ihren Sohn verrückt gemacht mit ihren Ängsten. Es habe sich dann aber herausgestellt, dass sie die falsche Nummer gewählt hatte. Sie wisse, dass das nicht normal sei, aber sie könne gegen ihre Angst nichts machen. Die überfalle sie einfach. Dann beginne sie zu schwitzen und zu zittern und kriege kaum noch Luft.

Bei Frau Z. handelt es sich aufgrund der Beschreibung ihrer Zustände und ihrer Symptome um eine generalisierte Angststörung. Als ängstliches Kind, das ständig fürchten musste, die Mutter könnte sich das Leben nehmen, hat sie gelernt, wachsam zu sein und jedes Signal als Gefahr zu interpretieren. Diese Angst breitete sich auch auf andere Situationen ihres Lebens aus, wurde zu einer *übermäßigen Wachsamkeit*, die sie nie auflösen konnte und die ihr ganzes Leben beherrscht. Da ihr bewusst war, dass ihre Ängste übertrieben waren, hat sie sich geschämt, sich jemandem anzuvertrauen oder gar professionelle Hilfe zu holen. Das Angebot einer Lebensrückblickstherapie nimmt die Patientin jedoch gerne an.

Agoraphobie: Eine weitere Angststörung, die bei älteren Menschen häufig auftritt, ist die Agoraphobie. Sie wird häufig als die schwerwiegendste Phobie bezeichnet. Häufig tritt sie zusammen mit Panikstörungen auf und beginnt auch meist mit einer Reihe von Panikattacken. Dabei handelt es sich nicht nur um die Angst vor weiten Plätzen, bestimmten Orten, Situationen oder Menschenansammlungen. Es geht zusätzlich um die Furcht, was passieren könnte, wenn man alleine ist, ohne schützende und vertraute Person, ohne Möglichkeiten einer Flucht, fremden Menschen ausgeliefert. Durch diese Angst können folgende körperliche Stresssymptome ausgelöst werden:

Durch Angst ausgelöste körperliche Symptome

- Herzrasen,
- Zittern,
- Schwindel,
- Schweissausbrüche,
- Schwächegefühle,
- Gefühle der Entfremdung,
- Erstickungsgefühle,
- Herzstechen.

Diese Symptome lassen sich willentlich nicht kontrollieren. Weil sie nicht situationsadäquat sind, lösen sie Angst aus. Der Betroffene befürchtet, in Ohnmacht zu fallen, verrückt zu werden, einen Herzinfarkt zu erleiden. Dadurch, dass solche Befürchtungen die Stressreaktionen wiederum steigern, entsteht ein Teufelskreis. Kann man nicht aus dieser Situation fliehen, entwickelt sich daraus eine Panikattacke. Der Kontrollverlust über die körperlichen und psychischen Symptome ist so dominant, dass der Phobiker keinem vernünftigen Argument zugänglich ist.

Was bleibt, ist seine Angst, in ähnlichen Situationen die gleiche Panik wieder zu erleben. Um dem auszuweichen, meidet er solche Situationen. Diese Reaktion ist jedoch kontraproduktiv, da sich das Vermeidungsverhalten auf immer mehr Situationen ausbreitet und damit das Leben des Betroffenen stark einschränkt. Dies führt in manchen Fällen zu totalem Rückzug. Soziale Bindungen gehen dadurch verloren, was das Gefühl der Unsicherheit verstärkt, da vertraute, sicherheitsspendende Personen nicht mehr zur Verfügung stehen.

BEISPIEL

Agoraphobie

Frau Irene G. (70 Jahre) erzählt: Sie habe ihre erste Panikattacke anlässlich eines Konzertes, in dem sie im Chor mitsang, erlebt. Plötzlich habe sie das Gefühl gehabt, „neben den Schuhen zu stehen“ und ihre Umgebung als völlig fremd wahrzunehmen. Das habe sie dermaßen erschreckt, dass sie kaum mehr atmen konnte und ihr Herz zu rasen begann. Sie habe das Bedürfnis gehabt, sich zu setzen. Aber diese Möglichkeit gab es nicht. Sie habe sich wie in einer Falle gefühlt. Sie wollte auch die Aufführung nicht gefährden. Irgendwie habe sie das Konzert doch noch durchgestanden. Aber das Erlebnis sei ihr so in die Knochen gefahren, dass es sie nie mehr losließ. Plötzlich merkte sie, dass sie auch beim Autofahren, beim Anstehen in einer Kolonne, beim Schwimmen im offenen See, in Menschenmengen die gleiche Angst überfiel. Sie habe begonnen, solche Situationen zu meiden. Aber die Angst habe sie von nun an auch in Situationen eingeholt, die sie bis dahin für ungefährlich gehalten habe. Aus Angst, für verrückt gehalten zu werden, habe sie sich niemandem anvertraut. Aber sie habe sich immer mehr zurückgezogen. Sie gehe kaum mehr aus dem Haus. Einkäufe zu tätigen sei immer mit großer Angst verbunden. Sie treffe sich nicht mehr mit ihren Freunden, erfinde immer wieder neue Ausreden, sodass auch die letzten Vertrauten sich von ihr zurückgezogen hätten. Sie vereinsame immer mehr. Letzthin habe sie mit einem bangen Gefühl auf einem Bahnsteig gestanden. Als der Zug einfuhr, habe sie wieder ein extremes Gefühl der Entfremdung erlebt. Sie habe plötzlich den Impuls verspürt, vor den Zug zu springen, obwohl sie sich gar nicht habe umbringen wollen. Es sei gewesen, wie wenn sie von außen gesteuert worden wäre. Das habe sie dermaßen erschreckt, dass sie den Entschluss gefasst habe, sich endlich Hilfe zu holen.

Die Patientin zeigt das typische *Vermeidungsverhalten* einer Agoraphobikerin. Zudem ist das *Gefühl der Entfremdung* ein weiteres Symptom dieser Störung. Die Patientin nimmt das Angebot einer Lebensrückblickstherapie gerne an, zumal sie das Gefühl, von Angst überfallen zu werden, seit ihrer Kindheit kennt. Die Patientin ist sehr motiviert und schon in der ersten Stunde zeigt sich ihre ausgeprägte Fähigkeit zur Reflexion.

Beide Formen der Angst können, wenn sie nicht erkannt und behandelt werden, im Laufe der Zeit eine Depression zu Folge haben.

Anpassungsstörung

Das Leben ist geprägt von alltäglichen Belastungen, die zwar lästig, unangenehm, peinlich, störend, aber auch belastend, quälend und zermürbend sein können. Bei psychisch stabilen Personen handelt es sich in den meisten Fällen um eine kurze bis mittelfristige Reaktion auf ein solches Ereignis. In den meisten Fällen gelingt es ihnen, dies zu überwinden und auszuhalten. Oft geht das Leiden von selber vorbei. In einigen Fällen ist eine therapeutische Intervention, meist in Form einer Krisenintervention, angebracht.

Es gibt aber kritische Lebensereignisse, welche so einschneidend sein können, dass sie die Lebensqualität der Betroffenen in hohem Maße beeinträchtigen, sodass sie die psychische Kraft nicht mehr aufbringen, diese zu verarbeiten, und deshalb depressive Symptome entwickeln. Die Anpassung an die neue Situation übersteigt ihre seelischen Ressourcen. Familiäre oder berufliche Konflikte, finanzielle Schwierigkeiten, Arbeitslosigkeit, körperliche Erkrankungen sowie Krankheits- oder Todesfälle im familiären Umfeld, die Geburt eines Kindes können auslösende Stressoren sein. Dauert das Leiden an und wird nicht behandelt, entwickelt sich das Vollbild einer Anpassungsstörung.

Symptome einer Anpassungsstörung

- Überwiegend resigniert depressiv,
- ängstlich furchtsam,
- frustriert,
- gedemütigt,
- besorgt,
- angespannt,
- reizbar und aggressiv.

Die sozialen Folgen dieser Störung sind nicht zu unterschätzen. Wer sich nicht anpassen kann, dem werden von seiner Umgebung oftmals mangelnder Wille und Schwäche vorgeworfen. Die daraus resultierende Einsamkeit kann zudem zu einer Depression führen.

BEISPIEL

Anpassungsstörung

Herr Simon E. (76 Jahre) erzählt: Er sei alleinstehend und habe sich nach einer schwierigen Jugend und einer beruflichen Tätigkeit, die eigentlich nicht seinen Begabungen entsprochen habe, sehr auf seine Berentung gefreut. Er wollte „endlich leben“. Als musisch begabter und vielseitig

BEISPIEL

interessierter Mann habe er endlich reisen, Sport treiben, kulturelle Anlässe besuchen wollen. Kurz vor seiner Pensionierung sei bei ihm jedoch eine schwere Muskel- und Skeletterkrankung diagnostiziert worden, die ihm das Gehen sehr erschwert. Damit seien seine Pläne weitgehend zunichtegemacht worden. Für ihn sei eine Welt zusammengebrochen. Seine Tage seien nun gefüllt mit Arztbesuchen und Therapien. Der Alltag sei für ihn so beschwerlich geworden, dass er auf die Hilfe seiner Umgebung angewiesen sei. Der Verlust seiner Autonomie sei für ihn beschämend und kränkend. Er sei auch enttäuscht, dass seine zwei älteren Brüder sich zunehmend von ihm distanzieren würden. Sie würden von ihm verlangen, er solle sich endlich „zusammenreißen". Das demütige ihn. Auch ehemalige Freunde würden sich kaum mehr melden. Er vereinsame immer mehr und werde immer reizbarer und aggressiv. Er habe allen Lebensmut, alle Lebensfreude verloren und wünsche sich immer wieder zu sterben. Er sehe in dieser Art zu leben einfach keinen Sinn mehr.

Die vom Patienten geschilderten Symptome lassen vermuten, dass Herr E. an einer Anpassungsstörung leidet. Seine Krankheit bedeutet einen bedeutsamen Einschnitt in sein Leben, sodass er sein Leben neu gestalten muss. Er ist frustriert, da es in keiner Weise seinen Vorstellungen entspricht. Die Anpassung an die neue Situation erscheint ihm unmöglich. Er hadert mit seinem Schicksal, mit seiner Vergangenheit, fühlt sich vom Leben ungerecht behandelt. Er ist *reizbar* und *aggressiv* und meint immer wieder, er habe Besseres verdient. Sein unentwegtes Klagen, sein subjektives Leiden scheinen oft nicht seinen objektiven Beschwerden zu entsprechen. Der Patient willigt gerne in eine Lebensrückblickstherapie ein, da er die Vermutung hat, sein aktueller psychischer Zustand könne mit unverarbeiteten Ereignissen in seinem Leben zu tun haben.

Verbitterungsstörung

Bei dieser Störung handelt es sich um ein neueres Konzept, das von Linden, Schippan und Spielberg (2004) entwickelt und im Gebiet der Anpassungsstörung angesiedelt worden ist. Ihre Nähe zum von Erikson postulierten Lebensekel, der sich einstellt, wenn die letzte Entwicklungsstufe fehlgeschlagen ist, ist auffällig. Anstatt Integration stellt sich bei den Betroffenen Verbitterung ein. Sie entsteht in der Folge von Enttäuschung, Hilflosigkeit und Kränkung. Die Patienten fühlen sich von den Mitmenschen ungerecht behandelt und missverstanden, sind zutiefst verletzt und verzweifeln an ihrer Hilflosigkeit, aus dieser Situation wieder herauszufinden. Sie verharren im Opferstatus und reagieren mit ohnmächtiger Wut, mit Rachegefühlen, Groll und Feindseligkeit.

Kernsymptome einer Verbitterungsstörung

- Andauernder Verbitterungsaffekt,
- Gefühle von Hilflosigkeit,
- Vorwurfshaltung gegen sich und andere,
- aggressive Phantasien,
- suizidale Gedanken, auch an erweiterten Suizid.

Zusätzliche Symptome

- Antriebsblockade,
- innere Unruhe,
- somatoforme Störungen,
- Schlafstörungen,
- sozialer Rückzug.

Bei dieser Störung besteht die Gefahr, dass der Mensch in sich selber gefangen bleibt. Er kann die vermeintliche oder auch reale Kränkung nicht loslassen. Die immer wiederkehrenden Erinnerungen an das kränkende Ereignis führen zu Re-Traumatisierungen und zu einer Negativspirale, aus der der Betroffene nicht mehr herausfindet.

BEISPIEL

Verbitterungsstörung

Herr Josef M. (67 Jahre): Ein beleibter, ungepflegter Herr, der viel älter wirkt als er ist. Mit seinem äußerst mürrischen, abweisenden und misstrauischen Gesichtsausdruck scheint es, als ob er es darauf angelegt hätte, nicht gemocht zu werden, wenig sympathisch zu wirken und abgewiesen zu werden. Noch bevor sich die Therapeutin vorstellen kann, beginnt er zu berichten, er sei in einem himmeltraurigen Zustand. Es könne ihm niemand mehr helfen. Er sei verbittert. Es gebe nichts in seinem Leben, das ihm Freude mache. Er verwahrlose immer mehr. Er pflege sich nicht mehr, mache seinen Haushalt nicht. Er tue den ganzen Tag nichts. Er habe keine Kollegen, er gehe nicht mehr aus, weder ins Theater noch ins Konzert oder ins Kino. Das habe er früher gerne gemacht. Aber seit einiger Zeit mache ihm auch das keine Freude mehr. Sein Leben sei so wertlos wie er selber auch. Er liege beinahe den ganzen Tag im Bett, habe keine Hobbies, keine Interessen. Er trinke viel Alkohol, um zu vergessen, wie schlecht es ihm gehe.

> Seit zehn Jahren sei er bei einem Psychiater in Behandlung, der ihn nun aber weiter verwiesen habe, weil er ihm nicht mehr helfen könne. Das habe ihn sehr gekränkt. Er fühle sich abgeschoben, abgeschrieben und völlig wertlos. Sein Leben sei zur Hölle geworden. Am liebsten würde er sich umbringen, aber dazu fehle ihm der Mut. Er sei gar nicht interessiert an einem Lebensrückblick. Dass sein Leben nichts wert sei, wisse er auch ohne Therapie. Die würde doch nichts nützen. Das sei ja nur leeres Gerede und bringe gar nichts. Er habe überhaupt keine Lust, sich mit seiner Vergangenheit zu beschäftigen. Die Zukunft sei trostlos und sein Leben eine einzige Katastrophe. Auf die Frage der Therapeutin, warum er sich angemeldet habe, antwortet Herr M., sein Bruder habe ihn dazu gedrängt. Widerwillig habe er nachgegeben, damit dieser endlich Ruhe gebe.

Auffallend bei Herrn M. sind sein *verbitterter* Ausdruck, seine *dysphorische Herabgestimmtheit*, sein *Gefühl der Hilflosigkeit* und der *Freudlosigkeit*. Auch wenn er äußerlich ruhig wirkt, hat die Therapeutin den Eindruck, der Mann sei voller Groll, Ressentiments und Ekel sich und seiner Umgebung gegenüber. Diese Symptome lassen auf eine Verbitterungsstörung schließen. Sie fühlt sich in der Beziehung zum Patienten auf vermintem Gelände und befürchtet, dass jederzeit eine „Bombe“ hochgehen könnte. Es fällt der Therapeutin schwer, Sympathie für Herrn M. zu empfinden, zumal sein verbitterter, hoffnungsloser Zustand auf ihre Stimmung drückt und seine ungepflegte Erscheinung und der damit einhergehende unangenehme Geruch sie abstoßen. Das abweisende, abwertende und vorwurfsvolle Verhalten und die mangelnde Motivation des Patienten erschweren es zusätzlich, ihn in Therapie zu nehmen. Dies könnte den Aufbau einer tragfähigen therapeutischen Beziehung beeinträchtigen, wenn nicht gar verunmöglichen. Und doch geht vom Patienten etwas Berührendes, Hilfloses und Verzweifeltes aus, das die Therapeutin trotzdem dazu bewegt, ihn therapeutisch zu begleiten. Vor allem möchte sie vermeiden, dass eine erneute Abweisung zu einer weiteren Kränkung des Patienten führen könnte und er in seiner Verbitterung verharren würde. Die Therapie wurde jedoch aufgrund der Ablehnung durch den Patienten nicht durchgeführt.

Traumafolgestörung

Ein besonderes Augenmerk soll auf diese Störung gerichtet werden, die in der Folge eines Traumas auftreten kann. Trauma wird vom Klassifikationssystem DSM-IV als „potenzielle oder reale Todesbedrohung, ernsthafte Verletzung oder eine Bedrohung der körperlichen Unversehrtheit bei sich oder bei anderen, auf die mit intensiver Furcht, Hilflosigkeit oder Schrecken reagiert wird" (Sass, Wittchen & Zaudig, 2003) definiert. Ein Unterschied zu anderen psychischen Störungen besteht darin, dass bei psychischen Traumata „keine intrapsychische Problematik vorliegt, sondern eine Verursachung von außen, die somit jeden gesunden Menschen treffen kann" (Hermann & Bäurle, 2010, S. 32). Als Folgestörung nach einem erlebten Trauma können sowohl Posttraumatische Belastungsstörungen (PTBS) als auch Depressionen, Angststörungen, Schmerzstörungen, somatoforme Störungen und/oder Progression von Demenz und komplizierte Trauer auftreten.

Störungsbilder als Folge eines Traumas

- Posttraumatische Belastungsstörungen (PTBS),
- Depressionen,
- Angststörungen,
- Schmerz-/Somatisierungsstörungen,
- Persönlichkeitsstörungen (v. a. Borderline- und dissoziale Persönlichkeitsstörungen),
- Progression von Demenz,
- komplizierte (pathologische) Trauer.

Hermann und Bäurle (2010, S. 32) weisen darauf hin, dass kognitiv-emotionale Veränderungen infolge eines Traumas beobachtet werden können:

Kognitiv-emotionale Veränderungen infolge eines Traumas

- „Wiedererleben der traumatischen Situation,
- anhaltendes Gefühl der Gefährdung,
- Gefühl von Vulnerabilität und Beschädigtsein,
- generalisiertes Entfremdungsgefühl,
- vermehrtes Misstrauen,
- gestörte Intimität."

Immer wieder kann, nach einer jahrzehntelangen Ruhephase, eine Reaktivierung von Traumata im Alter beobachtet werden. Dafür kann es mehrere Erklärungen geben (Hermann & Bäurle, 2010, S. 33).

Reaktivierung eines Traumas durch

- drohendes Ausgeliefertsein im körperlichen Alterungsprozess,
- Gefühl der Bedrohung durch Verlust der Selbstständigkeit und Handlungsfähigkeit,
- altersbedingte Häufung von Abschieden,
- Sinneseindrücke, die an das Trauma erinnern,
- Wegfall von Ablenkungsmöglichkeiten,
- Erleben des Traumas im Kindesalter.

BEISPIEL

Reaktivierung eines Traumas

Herr Herbert A. (65 Jahre) erzählt: Er wurde im Alter von sechs Jahren auf seinem Kinderfahrrad von einem LKW angefahren und schwer verletzt. Dabei habe er einen schweren Schädelbruch, einen Beckenbruch und einen mehrfachen Bruch seines rechten Beines erlitten. Anfänglich hätten die Ärzte daran gezweifelt, dass er diesen Unfall überleben würde. Mehrere Monate sei er hospitalisiert gewesen und habe intensivste Pflege gebraucht. Zu jener Zeit sei es nicht üblich gewesen, dass Eltern ihre kranken Kinder im Spital betreuen durften. Besuche waren spärlich und reglementiert, sodass er neben unerträglichen Schmerzen unter starkem Heimweh gelitten habe. Er habe sich verlassen gefühlt und immer Angst gehabt, dass seine Familie ihn nicht mehr zurück wolle. Nach etlichen Operationen und einem viermonatigen Spitalaufenthalt sei er entlassen worden. Körperlich habe er sich gut erholt, aber von da an sei er ängstlich und schreckhaft gewesen. Aber mit der Zeit sei der Unfall weder in der Familie noch für ihn länger ein Thema gewesen. Man sei einfach zum Alltag übergegangen. Er habe sich sportlich betätigt. Und überhaupt sei er ein „Bewegungsmensch" gewesen. Mit zunehmendem Alter sei er jetzt aber oft krank. Auch bei Bagatellen habe er immer Angst, es würde zur Katastrophe führen, er sei todkrank. Herr A. konsultiert diverse Ärzte, fühlt sich von ihnen unverstanden und nicht ernst genommen, wenn sie seine „Krankheiten" bagatellisieren. Paradoxerweise wäre er erst beruhigt, wenn er eine schlimme Diagnose hätte, dann wüsste er wenigstens, dass seine Sorgen berechtigt seien. Nun plagen ihn Knieprobleme und eine Knieoperation stünde an, weil ihm das Gehen zunehmend erhebliche, beinahe unerträgliche Schmerzen bereite. Aber er schiebe den Eingriff immer wieder hinaus, weil er panische Angst vor dem Spital und vor allem vor einer Narkose habe. Es gehe ihm auch psychisch immer schlechter. Im Moment wisse er einfach nicht mehr weiter.

Aufgrund der Schilderungen des Patienten scheint es offensichtlich, dass eine Aufarbeitung seines unfallbedingten Traumas nie stattgefunden hat. Nachdem er die Folgen über lange Jahre verdrängen konnte, werden sie im Alter wieder aktiviert. Jede noch so banale Erkältung wird zur Katastrophe und löst „Untergangsstimmung“ aus.

Da bei Herrn A's Leiden, außer bei seinem Knieleiden, keine organischen Ursachen festgestellt werden können, muss davon ausgegangen werden, dass es sich um *Somatisierungsstörungen* handelt, die in einem Zusammenhang mit dem erlebten Trauma stehen könnten. Sobald eine Krankheit behoben ist, klagt er über neue Symptome. Es ist, wie wenn es ihm nicht gut gehen dürfte. Als ob seine Leiden ein Hilferuf wären: „Lasst mich nicht allein!“ Er versucht, sich damit die Zuwendung seiner Angehörigen zu sichern, auch wenn ihm dies nicht bewusst ist. Die Tragik ist, dass er seiner Umgebung damit zunehmend zur Last fällt, da jede Kommunikation einen ausführlichen medizinischen Bericht seinerseits zum Thema hat. Mit seinem Verhalten erreicht er genau das Gegenteil dessen, was er sich wünscht und braucht. Er hat eine Therapeutin aufgesucht, weil er sich immer depressiver fühlt. Er willigt in eine Lebensrückblickstherapie ein, weil er den Eindruck hat, sein aktueller Zustand könnte etwas mit seiner traumatischen Erfahrung in der Kindheit zu tun haben.

Komplizierte Trauer

Die komplizierte Trauer ist eine Störung, die erst in den neuesten Klassifikationsmanualen ICD-11 und DSM-5 aufgenommen wurde. Horowitz (1997) und Prigerson (2009) plädierten für die Betonung ihrer Bedeutung als eigenständige Diagnose (Ohls, 2017). Als Trauerreaktion mit Krankheitswert wird sie von der *einfachen Trauer als universalem Phänomen* abgegrenzt. Auch wenn kulturelle Unterschiede bestehen, sind Trauerreaktionen normal und keine psychische Erkrankung. Trauer tritt als Reaktion auf den Tod eines nahestehenden Menschen auf. Aber auch Lebenskrisen, Verlusterfahrungen, wie Trennungen und Krankheit, der Verlust beruflicher Perspektiven oder materieller Güter können Trauerreaktionen zur Folge haben. Diese normale Trauer wird erst dann als Störung diagnostiziert, wenn sie einen gewissen Zeitrahmen überdauert und nicht abgeschlossen werden kann. Deshalb wird auch von der verlängerten, der *prolongierten* oder *komplizierten Trauer* gesprochen. Es ist deshalb wichtig, zwischen einfacher Trauer und komplizierter Trauer zu unterscheiden. Horowitz et al (1997, S. 83) stellten bedeutende Unterschiede bezüglich Verlauf, Symptomatik, Gesundheit und sozialen Folgen fest:

Tab. 1: Unterschiede einfache und komplizierte Trauer

	Einfache Trauer	Komplizierte Trauer
Verlauf	– Allmähliche Anpassung an neue Realität ohne Verstorbenen, – abnehmende Intensität der gefühlten Trauer.	– Starke, impulsive Reaktionen (Wut, Schuldgefühle, Angst), – oft nicht als Traurigkeit erlebt, – Anpassung an neue Wirklichkeit gelingt nicht.
Symptomatik:	– Trauerreaktion mit Rückzug und häufigem Weinen, – Ausdruck von kulturellen Normen geprägt.	– Gefühl innerer Leere und allgemeiner Sinnlosigkeit, – Psychopathologie.
Gesundheit:	– Akute Stressreaktion, – langfristig keine gesundheitlichen Folgen.	– Schlaf- und Essstörungen, – Anfälligkeit für Infektionskrankheiten.
Soziale Folgen:	– Kurzfristiger Rückzug aus dem gewohnten sozialen Umfeld, – langfristig ohne negative Folgen.	– Vernachlässigung des sozialen Netzes, – Einbußen im Bereich des beruflichen Funktionierens, – Vereinsamung.

Der Faktor Zeit allein ist noch kein ausreichendes Kriterium für die Diagnose einer komplizierten Trauer. Dazu müssen Stressreaktionen, kognitive, emotionale und behaviorale Symptome sowie psychosoziale Beeinträchtigungen exploriert werden. Wird komplizierte Trauer als Stresssyndrom aufgefasst, so bestehen Komorbiditätsrisiken wie Depression und Angststörungen.

BEISPIEL

Anhaltende Trauer um den verstorbenen Sohn

Frau Erna S. (65 Jahre) erzählt: Sie habe ihren einzigen Sohn vor 15 Jahren im Alter von 20 Jahren bei einem Autounfall verloren. Dieser Tod habe sie völlig aus der Bahn geworfen und sie habe sich bis heute nicht davon erholt. Ihr Leben habe mit seinem Tod seinen Sinn verloren. Für sie sei ihr Sohn immer noch lebendig. Sie spreche jeden Tag mit ihm. Und sie habe das Gefühl, er sei immer noch da. Sie habe sein Zimmer so belassen, wie er es verlassen habe. Noch jede Woche stelle sie frische Blumen in sein Zimmer. Das gebe ihrem Leben ein wenig Sinn. Sie könne für ihn da sein. Sie lebe allein. Ihr Mann habe sie fünf Jahre nach dem Unglück verlassen, weil er nicht mehr ertragen habe, dass sie nicht über den Tod des Sohnes hinwegkomme. Sie habe ihm vorgeworfen, dass er nicht richtig trauere. Er sei so gefühllos gewesen. So hätten sie sich auseinandergelebt. Aber sie fühle sich sehr allein. Zudem sei ihr gekündigt worden, da sie am Arbeitsplatz zu oft gefehlt habe. Auch ihre Freunde hätten sich weitgehend zurückgezogen, weil sie einfach nicht verstehen könnten, dass sie immer noch trauere. Sie getraue sich gar nicht, jemandem von ihrer Trauer zu erzählen. Sie würde ja doch nicht verstanden. Es gehe ihr immer schlechter. Seit Jahren habe sie Schlafschwierigkeiten. Appetit habe sie auch kaum. Sie, die früher sehr füllig gewesen sei, sei heute stark abgemagert. Auch habe sie keine Lust, in kulturelle Veranstaltungen zu gehen. Anfangs seien die Freunde ihres Sohnes oft zu ihr gekommen. Das sei schön gewesen. Aber heute wolle sie diese nicht mehr sehen, zu sehr schmerze sie, dass diese ihr Leben noch leben können. Sie hadere mit dem Schicksal. Ihr Sohn habe doch niemandem etwas zuleide getan. Das habe er nicht verdient. Manchmal sei sie so wütend, dass sie nur noch schreien könnte.

Frau S. gelingt es nicht, über den lange zurückliegenden Tod ihres Sohnes hinwegzukommen. Auch wenn ihr Schmerz über den Verlust des einzigen Kindes nachvollziehbar ist, ist ihr Verhalten doch auffällig. Sie verharrt in ihrem Schmerz, „kultiviert" ihn beinahe. Sie nimmt die Nachteile ihres Verhaltens in Kauf, in Form von Verlust sozialer Kontakte, der Scheidung und dem Verlust des Arbeitsplatzes. Schlaf- und Essstörungen sind ihre gesundheitlichen Symptome. Aufgrund der geschilderten Symptome und des Verhaltens kann bei Frau S. eine *komplizierte Trauer* diagnostiziert werden. Sie hat eine Psychotherapeutin aufgesucht, weil sie mit ihrer jetzigen Lebenssituation nicht mehr zurechtkommt. Die Therapeutin zögert zuerst, der Patientin eine Lebensrückblickstherapie anzubieten, da sie befürchtet, dass sie in ihren Erinnerungen an den Tod des Sohnes verharren könnte. Schließlich schlägt sie Frau S. trotzdem eine solche vor, da sie vermutet, dass ihre pathologische Trauerreaktion mit anderen unverarbeiteten Verlusterfahrungen in ihrem Leben in einem Zusammenhang stehen könnte. Frau S. geht bereitwillig auf diesen Vorschlag ein.

Es versteht sich von selbst, dass an dieser Stelle nicht alle psychischen Störungen behandelt werden konnten. Es ist jedoch wichtig, die im höheren Lebensalter gehäuft vorkommenden darzustellen. Zudem hat sich eine Lebensrückblickstherapie bei den erwähnten Störungen als wirksam erwiesen. Da somatische Beschwerden vielfach vorherrschend sind und von den Patienten gegenüber ihren Hausärzten glaubhaft dargestellt werden, werden psychische Störungen oft übersehen, weder diagnostiziert noch adäquat behandelt.

Oftmals hindern Schamgefühle die Patienten daran, über psychische Probleme zu sprechen. Psychisches Leiden wird oft noch als Stigma empfunden.

Deshalb tut Aufklärung not, damit die Psychotherapiemotivation der Patienten gestärkt werden kann, und sie in einer Lebensrückblickstherapie Möglichkeiten entdecken, verloren geglaubte Ressourcen neu zu aktivieren.

> **!** Da im Alter somatische Beschwerden vielfach vorherrschend sind und von den Patienten gegenüber ihren Hausärzten glaubhaft dargestellt werden, werden psychische Störungen oft übersehen, weder diagnostiziert noch adäquat behandelt.

5.3 Schuld und Scham im Lebensrückblick

Schuld- und Schamgefühle sind so belastend und quälend, dass sie die psychische Gesundheit beeinträchtigen können. Sie sind deshalb oftmals der Grund, weshalb eine Psychotherapie gewünscht wird. Es ist immer wieder erschütternd, die Berichte von älteren Patienten zu hören, die ein Leben lang diese Gefühle mit sich herumtragen und sich von ihnen in ihrer Lebendigkeit verstören lassen. Es sind jedoch nicht nur Gefühle aus der Vergangenheit. Auch das Bewusstsein, alt zu werden und viele Fähigkeiten eingebüßt zu haben, kann Auslöser für Schuld- und Schamgefühle sein. Auch wenn Schuld und Scham Gefahr und Bedrohung signalisieren, gehören sie doch – weil wir ein Bewusstsein haben – zur conditio humana. Sie sind der Preis, den wir für das Menschsein, für unsere Fähigkeit zur Reflexion bezahlen. Sich schuldig zu fühlen, sich zu schämen setzt Empathie voraus. Sie ist demnach als wichtige Fähigkeit und als bedeutsamer Entwicklungsschritt anzuerkennen. Scham und Schuld sind jedoch auch belastende, quälende Begleiter einer negativen Beurteilung des eigenen Selbst, des eigenen Handelns. Sie sind lähmend und blockieren oft sowohl die persönliche Entfaltung als auch die Realisierung und Erfüllung eigener Wünsche und Lebenspläne.

Auch wenn Schuld und Scham in einem engen Zusammenhang stehen, haben sie doch unterschiedliche Ursachen. Deshalb drängt sich eine detaillierte Sichtweise auf.

Schuld

Schuld ist eine vielschichtige Emotion, die einen hohen kognitiven Anteil hat. Schuld wird erlebt und reflektiert. Es ist jedoch zu unterscheiden zwischen realer Schuld und Schuldgefühlen.

Schuld ist dann real und objektiv, wenn sie durch eine reale Handlung oder Verhaltensweise entsteht, die einem anderen Schaden zugefügt hat. Schuld entsteht, indem ich nicht so handle, wie ich müsste. Schuld hat mit meinem Handeln zu tun und ist somit eng verknüpft mit Verantwortung. Schuldig kann ich jedoch auch werden, indem ich eine Handlung unterlasse. Die reale Schuld kann anerkannt werden. Bei realer Schuld ist es das Gesetz, sind es Normen oder gesellschaftliche Erwartungen, die „schuldig sprechen". Sie ist verbunden mit dem Affekt der Reue. Die Anerkennung der Schuld und die Reue sind die Bedingungen für einen Neuanfang.

Ein Schuldgefühl entsteht durch die – unrealistische – Annahme, jemanden zu schädigen. Die Instanz, die Schuldgefühle hervorruft, befindet sich in uns selbst: das Gewissen oder, psychoanalytisch betrachtet, das Über-Ich. Über-Ich und Gewissen machen Schuldgefühle, indem sie ausgeführte oder geplante Handlungen beurteilen. Das Schuldgefühl nimmt eine schuldige Handlung vorweg. Es bewahrt uns davor, schuldhafte Handlungen zu begehen, und hat somit eine sozial regulierende Funktion. Pflichtbewusstsein gegenüber anderen Menschen oder unterlassene Handlungen können ebenfalls Grundlage für die Entstehung von Schuldgefühlen sein. Lammers (2016, S. 66 f.) unterscheidet verschiedene Arten von Schuld. Einige davon werden durch Fallbeispiele ergänzt:

Überlebendenschuld: Für mich ist sie ein Ausdruck von Schuld über den eigenen Erfolg. Ihre Funktion ist die Verhinderung sozial unerwünschter Überlegenheitsgefühle. Zugleich können damit Neidgefühle bei anderen vermieden werden. Sie ist oft erkennbar bei Überlebenden von Katastrophen, Krieg und familiären Tragödien. Sie behindert das Bedürfnis nach Autonomie und Selbsterhöhung.

BEISPIEL

Überlebendenschuld

Felix F. (67 Jahre) erzählt: Er war das Zweitälteste von vier Kindern. Sein zwei Jahre älterer Bruder ist im Alter von zwölf Jahren beim Schwimmen in einem Fluss ertrunken. Seine beiden jüngeren Geschwister litten an einer unheilbaren Lungenkrankheit, an der sie beide kurz nacheinander im Kindesalter gestorben sind. Er sei das einzige überlebende Kind seiner Eltern gewesen. Er könne sich gut erinnern, wie die familiäre Stimmung in seiner Kindheit gedrückt und von Trauer geprägt gewesen sei. Er habe sich nie getraut, ausgelassen und fröhlich zu sein. Seine Eltern hätten sich verständlicherweise ängstlich um ihn gesorgt und ihn sehr behütet. Trotzdem habe er immer das Gefühl gehabt, er sei das falsche Kind, das überlebt habe. Als er seine Mutter einmal gefragt habe, ob es ihr lieber gewesen wäre, wenn er gestorben wäre und nicht seine Geschwister, sei die Mutter ausgewichen. So habe er immer Schuldgefühle gehabt und sei sich der Liebe seiner Eltern nie sicher gewesen. Diese hätten sehr oft und sehr liebevoll über die toten Kinder gesprochen. Manchmal sei es ihm vorgekommen, diese seien lebendiger als er. Es sei ihm gewesen, als wenn er keine Rolle in dieser Familie hätte. Er habe sich immer wieder schuldig gefühlt, am Leben zu sein. Manchmal habe er sich gewünscht, er wäre gestorben. Vielleicht hätten ihn die Eltern dann auch so geliebt, wie seine toten Geschwister.

Trennungsschuld: Sie entsteht bei Ablösungen aus engen emotionalen Bindungen und ist häufig mit der Angst verbunden, andere Personen zu verletzen. Sie kann aber auch Ausdruck eines natürlichen Ablösungsprozesses sein, der entwicklungsbedingt notwendig oder selbst gewollt ist.

BEISPIEL

Trennungsschuld

Hans N. (62 Jahre) erzählt: Er war 16 Jahre alt, als sich seine Mutter das Leben genommen hat. Seine beiden Brüder waren 11 und 13 Jahre alt. Der Vater sei oft abwesend gewesen und habe sich kaum am Familienleben beteiligt. Die kränkliche Mutter sei mit den drei Kindern überfordert gewesen. Wenn die Kinder nicht folgsam waren, habe sie gejammert, die Buben würden sie noch ins Grab bringen. Er habe den Wunsch verspürt, sich mit seinen Freunden zu treffen, habe schon eine Freundin gehabt. Und er habe die Enge in der Familie immer schlechter ausgehalten. Als die Mutter sich das Leben genommen habe, sei das im Familienkreis geheim gehalten worden. Ein plötzliches Herzversagen sei als Grund für ihren Tod angegeben worden. Die Familie habe nur noch funktioniert. Aber er habe immer das Gefühl gehabt, er sei der Grund für diesen Suizid gewesen, weil er seine eigene Welt habe ausprobieren wollen. Wenn er mehr zur Mutter gehalten, sie unterstützt hätte, hätte sie sich nicht umbringen müssen. Bis heute habe er dieses Schuldgefühl, auch wenn ihm nie ein Vorwurf gemacht worden sei. Nie habe er darüber gesprochen. Über dem Thema laste in der Familie bis heute ein großes Schweigen. Er merke jedoch, wie ihn dies immer mehr belaste. Oftmals habe er Albträume und fühle sich immer depressiver. Manchmal spüre er eine große Wut, die er aber immer gleich unterdrücke.

Handlungsschuld: Schwerpunkt sind vollzogene oder unterlassene Handlungen. Sie steht in Verbindung mit wahrgenommener eigener Verantwortung und dem Ausmaß des Schadens. Sie kann auch auftreten bei Unterlassung von Handlungen. Daraus resultieren Selbstvorwürfe, Selbstanklage und innere Schuldzuweisung.

BEISPIEL

Handlungsschuld

Peter U. (70 Jahre) erzählt: Er war vor zwanzig Jahren in einen Verkehrsunfall verwickelt, den er verschuldet hatte. Auf der Autobahn sei er bei überhöhter Geschwindigkeit beim Überholen ins Schleudern geraten. Dabei habe er einen korrekt fahrenden Wagen gerammt, in dem eine vierköpfige Familie gesessen habe. Durch den Aufprall seien dessen Insassen schwer verletzt worden, dessen Fahrer leide bis heute an den Spätfolgen. Er selber sei mit einigen wenigen Schrammen davon gekommen. Die Schuld und die Verantwortung seien eindeutig bei ihm gelegen. Bis heute mache er sich große Vorwürfe, dass er durch Unachtsamkeit und Sorglosigkeit schweres Leid über eine Familie gebracht habe.

Ängstliche Schuld: Sie steht oft im Zusammenhang mit Bestrafungsangst. Das Selbstwerterleben ist gekennzeichnet von wahrgenommener Hilflosigkeit und Gefühlen der Ohnmacht. Die Person erlebt sich als bedürftig und wenig mutig, da ständig die Gefahr lauert, schuldig zu werden. Dabei wird das Bedürfnis nach Autonomie unterbunden.

BEISPIEL

Ängstliche Schuld

Frau Dora M. (84 Jahre) erzählt: Sie sei in einer streng religiösen Familie aufgewachsen. Das Thema Sünde sei allgegenwärtig gewesen. Die kleinste Verfehlung sei eine Sünde gewesen. Die Mutter habe ihr jedes Mal, wenn sie nicht artig gewesen sei, mit der Hölle gedroht, weil sie gegen das Gebot „Du sollst Vater und Mutter ehren“, verstoßen habe. Das sei eine Todsünde. So habe sie sich stark mit der Sünde befasst, indem sie immer versucht habe, möglichst keine zu begehen, was ihr natürlich nicht immer gelungen sei. Sie habe den Eindruck gehabt, ständig unter Beobachtung zu stehen. Sie sei sich so minderwertig vorgekommen. Sie habe stets befürchtet, schuldig zu werden und die Angst vor Höllenstrafen habe sie stets begleitet. Dies sei vermutlich der Grund, weshalb sie immer das Gefühl habe, sie habe nicht richtig gelebt. Und jetzt, da sie alt sei, sei es zu spät.

Empathische Schuld: Der Betroffene kann sich in die Lage des Gegenübers versetzen und nachvollziehen, was die eigene schuldhafte Handlung beim anderen auslöst. Sie ist gekennzeichnet durch den ausgeprägten Wunsch nach Wiedergutmachung.

BEISPIEL

Empathische Schuld

Frau Maria S. (73 Jahre) erzählt: Letzthin sei es zwischen ihr und einer Nachbarin aufgrund einer Bagatelle zum Streit gekommen. Dabei sei sie so wütend geworden und habe die Nachbarin aufs Übelste beschimpft. Erst im Nachhinein sei ihr bewusst worden, dass sie überreagiert und ihre Nachbarin beleidigt habe. Sie habe sich gut vorstellen können, dass es dieser nun schlecht gehe, und sie sich nun vermutlich von ihr zurückziehen wolle. So habe sie sich, auch wenn es ihr extrem schwer gefallen sei, bei ihr entschuldigt. Sie habe sie zum Kaffee eingeladen und ihr dabei erklärt, weshalb sie so wütend geworden sei, dass dies aber kein Grund sei, sie, die Nachbarin, dermaßen zu beleidigen. Es tue ihr leid. Nun sei sie sehr froh, dass sie diesen Schritt gewagt habe.

Adaptive Schuld: Sie ist der Situation angemessen und hat damit einen gesunden, hilfreichen Charakter. Sie ist konstruktiv und motivierend und dient der Anpassung innerhalb sozialer Interaktionen. Ihr Merkmal ist, dass sie nach kurzer Zeit wieder abklingt, sei es durch Entschuldigung oder wiedergutmachende Handlungen.

BEISPIEL

Adaptive Schuld

Frau Berta S. erzählt: Sie habe letzthin einen wichtigen Termin mit ihrer besten Freundin verpasst. Das sei nicht das erste Mal, dass ihr das passiert sei. Sie sei einfach zu wenig aufmerksam und vergesse oft, ihre Agenda zu konsultieren. Die Freundin habe sich beschwert und gesagt, sie habe den Eindruck, die Freundschaft sei ihr, Frau S., nicht wichtig. Das habe ihr zu denken gegeben. Sie habe eingesehen, dass sie durch ihr Verhalten ihre Freundin verletzt habe. Sie habe sich vorgenommen, sich zu bessern und diese Freundschaft, die ihr so wichtig sei, auf keinen Fall erneut aufs Spiel zu setzen.

Maladaptive Schuld: Sie ist häufig chronisch und kann nicht in sinnvolle Handlungen umgesetzt werden. Sie hat einschränkenden, lähmenden Charakter und ist oft kombiniert mit Schamerleben. Sie kann als Hinweis auf frühere Traumatisierungen durch nahe Bezugspersonen gedeutet werden. Sie tritt häufig bei Menschen auf, die früh Verantwortung übernehmen mussten.

BEISPIEL

Maladaptive Schuld

Frau Maria D. (75 Jahre) erzählt: Sie habe in ihrer Kindheit und Jugend von der Mutter immer wieder gehört, dass diese bei ihrer Geburt beinahe gestorben sei. Immer wieder habe sie betont, sie sei ein kräftiges, gesundes Kind gewesen, das die Mutter beinahe das Leben gekostet habe. Sie habe die Mutter stets als kränklich erlebt und immer das Gefühl gehabt, sie trage die Schuld daran. So habe sie sich schon als Kind für die Gesundheit der Mutter verantwortlich gefühlt. Sie habe diese umsorgt und sich immer Mühe gegeben, besonders artig zu sein, um die Mutter ja nicht zu ärgern. Nie habe sie sich getraut, wütend zu sein. Das wäre viel zu gefährlich gewesen. Obwohl sie diese Verantwortung als große Last empfunden habe, sei es ihr nie in den Sinn gekommen, dass es nicht ihre Aufgabe gewesen wäre, für die Mutter zu sorgen. Allein einen solchen Gedanken zu denken habe sie als Schuld empfunden. Die Angst, bestraft zu werden, sei für sie allgegenwärtig gewesen. Sie habe sich auch nie getraut, sich jemandem anzuvertrauen, aus Angst ausgelacht oder beschimpft zu werden. Bis heute sei sie ein ängstlicher Mensch und fühle sich immer für das Wohl ihrer Nächsten verantwortlich. Sie spüre immer noch diese Angst, dass, wenn sie nicht da sei, ihren Liebsten etwas Schreckliches passieren könnte. Sie habe das beinahe zwanghafte Bedürfnis, alles zu kontrollieren.

Scham

Noch quälender als die Schuld ist die Scham. Während Schuld durch Wiedergutmachung getilgt werden kann, ist dies bei der Scham nicht möglich. Schuld kann anerkannt werden und ist verbunden mit dem Affekt der Reue. Auch dies ist bei der Scham nicht möglich. Wenn Schuld aus psychoanalytischer Sicht als intrapsychischer Konflikt zwischen Ich und Über-Ich betrachtet wird, ist Scham eher der Ausdruck für einen Konflikt zwischen dem Ich und dem Ich-Ideal. Schamgefühle können sehr wohl mit schuldhaften Handlungen verknüpft sein. Aber es ist vor allem ein Gefühl, das bei Nichtgenügen auftritt. Scham wird subjektiv sehr schmerzvoll erlebt. Sie umschließt Gefühle der Minderwertigkeit, der Wertlosigkeit, Bloßstellung, Machtlosigkeit, Inkompetenz, des Versagens, der Vernichtung. Die Instanz, die Schamaffekte auslöst, befindet sich außen. Ich bin dem Blick der Anderen ausgesetzt (Wurmser, 2013; Lammers, 2016). Das Bedürfnis, vor Scham in den Boden zu versinken, entspringt dem Wunsch, der unerträglichen Situation entfliehen zu wollen, um sich dem Urteil anderer und der Bloßstellung zu entziehen. Körperliche Reaktionen, wie emotionslose Mimik, Erröten, Hitze, gesenkter Blick werden als „innere Überflutung erlebt" (Lammers, 2013, S. 125). Besonders quälend ist die Scham vor der Scham, die in Selbstabwertung bis hin zum Selbsthass umschlagen kann. Um dem zu entgehen wird die Scham oftmals mit Ärger, Wut oder Empörung über andere Menschen maskiert. Wurmser (2013) spricht von der Maske der Scham.

Diese Reaktion ist sehr häufig bei der therapeutischen Arbeit mit älteren Menschen zu beobachten. Zur eigenen Scham zu stehen ist für viele Menschen noch unerträglicher als die Scham selber. Lewis (1993) bezeichnet die Scham als die Emotion, die sich auf das gesamte Selbst des Menschen bezieht. Sie ist der Ausdruck dafür, dass wir in diesem Moment auf keine Akzeptanz stoßen können, weder inter- noch intrapersonell. Es sind die wesentlichsten Aspekte des Selbst betroffen (Lammers, 2016). Scham entsteht, indem ich nicht so bin, wie ich sein sollte. Scham hat mit meinem Sein zu tun, mit dem innersten Kern meiner Identität (Wurmser, 2013). Das Ich-Ideal ist die Instanz, die einen idealen Zustand des Ichs oder des Selbst bezeichnet, an dem sich das reale Selbst messen lassen muss. Fällt das Ergebnis aufgrund der Nichtübereinstimmung von Ideal-Selbst und realem Selbst negativ aus, entsteht der Affekt der Scham (Wurmser, 2013). Sie ist die Emotion, die am meisten verborgen und kontrolliert wird. Genügt das Selbst jedoch den Anforderungen des Ich-Ideals oder übertrifft es sie gar, entwickelt sich als Gegenteil Stolz.

Wird die Scham von einer Person als andauernd und übermäßig erlebt, wird sie zu einem Teil der Identität und kann in eine psychische Störung münden. Oftmals resultiert aus der Scham Einsamkeit, die häufig dazu führt, dass die Kontakte zum sozialen Netz gekappt werden. Als Strategie, der Beschämung zu entkommen, ist dieses Verhalten dysfunktional, da das Gefühl des Nichtgenügens dadurch verstärkt wird.

Scham hat nicht nur einen quälenden Aspekt. Sie ist nicht nur pathologisch. Als Schutzfunktion, die uns vor gesellschaftlichen Grenzüberschreitungen warnt, ist sie sinnvoll. Lammers (2016) betont, dass Scham die Emotion ist, die als wichtiger Entwicklungs- und Regulationsmechanismus dient, da sie hilft, die Realität zu überprüfen. Als selbstreflexive Emotion unterstützt sie uns darin, uns als Menschen weiterzuentwickeln, und ist eine Hilfe bei der Förderung der Autonomie. Sie weist uns darauf hin, wenn eine Verhaltensweise oder eine Handlung nicht mehr erwünscht oder angezeigt ist. Sie hilft uns, uns in der Gesellschaft zurechtzufinden und uns sozialen und kulturellen Normen anzupassen. Schamgefühle signalisieren uns, dass wir Regeln, Kriterien und Rollen nicht gerecht werden. Sie motiviert uns, Veränderungen anzugehen.

Auch für die Scham hat Lammers (2013, S. 128 ff.) verschiedene Kategorien entwickelt, die jeweils von der Frustration eines wichtigen Grundbedürfnisses begleitet sind. Einige davon werden mit Fallbeispielen ergänzt:

Intimitätsscham: Sie entsteht, wenn Grenzen der Intimität überschritten werden. Diese können sowohl körperlicher als auch emotionaler Natur sein. Es wird von Übergriffen gesprochen, wenn die körperliche Integrität verletzt wird. Aber ebenso beschämend sind Grenzverletzungen im psychischen Bereich, z. B. im Eindringen in persönliche, vertrauliche Angelegenheiten der Person. Dabei wird das Grundbedürfnis nach Sicherheit, Kontrolle und Orientierung frustriert.

BEISPIEL

Intimitätsscham

Frau Hilda S. kam mit einer schweren Beschädigung der Unterleibsorgane zur Welt. Sie sei stets auf Pflege angewiesen gewesen. Spielen mit anderen Kindern sei nicht möglich gewesen. Sie sei eine Außenseiterin gewesen, nicht etwa, weil sie ausgestoßen worden wäre. Vielmehr habe sie sich geschämt. Auch die vielen Arztbesuche seien für sie sehr beschämend gewesen. Sie sei sich so nackt und verletzlich vorgekommen. Jede Bemerkung bezüglich ihrer Behinderung habe sie als kränkend empfunden und sei darüber sehr wütend geworden. Als sie zehn Jahre alt war und einen Arzt wegen einer Grippe aufsuchen musste, habe dieser sie und ihre Mutter auf eine mögliche operative Korrektur ihrer Behinderung angesprochen. Dass er sich in diese, für sie intime, Angelegenheit eingemischt hat, habe sie so wütend gemacht, dass sie ihn aufs Übelste beschimpft habe: Das gehe ihn überhaupt nichts an. Alle „wüsten“ Wörter, die sie kannte, habe sie ihm an den Kopf geworfen. Die Mutter habe sich für ihr Benehmen geschämt. Der Arzt habe nur gelacht, was sie noch wütender gemacht habe.

Kompetenzscham: Sie entsteht beim Verlust von Kompetenzerfahrungen. Unfähigkeiten, die sichtbar werden, z. B. negative Bewertungen von Leistungen oder Fehlern. Häufig ist diese Form der Scham bei älteren Menschen zu beobachten, die altersbedingt körperliche und soziale Fähigkeiten einbüßen. Dabei wird das Grundbedürfnis nach Kompetenzerleben und Erfahrung von Stolz frustriert.

BEISPIEL

Kompetenzscham

Frau Erna M. (83 Jahre) erzählt: Sie fühle, wie ihre Kräfte relativ schnell abnehmen. Sie könne sich nicht damit abfinden, dass sie, die früher eine begeisterte und talentierte Sportlerin war, sich nur noch mit einer Gehhilfe fortbewegen kann. Es sei unter ihrer Würde, meint sie immer wieder. Fern seien die Zeiten, als sie stolz auf ihre sportlichen Erfolge sein konnte. Was sie sehr belaste, sei die Tatsache, dass es nie mehr besser würde. Eigentlich sei das Leben so nicht mehr lebenswert. Es sei für sie so beschämend, dass ihre Freundinnen sie in diesem Zustand sähen. Diese seien alle noch so fit. Nur sie fühle sich als „Krüppel".

Abhängigkeitsscham: Sie äußert sich in der wahrgenommenen Abhängigkeit von einer bestehenden oder erhofften Beziehung. Sie ist häufig in der Psychotherapie zu beobachten, wenn die Patienten das Gefühl haben, ohne die Therapeutin das Leben nicht meistern zu können. Ebenfalls häufig äußert sie sich bei älteren, pflegebedürftigen Menschen, die abhängig sind von der Hilfe anderer. Abhängig zu werden und damit anderen zur Last zu fallen ist bei diesen Menschen eine häufig geäußerte Angst. Bei dieser Scham wird das Grundbedürfnis nach Autonomie frustriert.

BEISPIEL

Abhängigkeitsscham

Frau Susanne K. (78 Jahre) erzählt: Sie sei nach einem Schlaganfall gelähmt und auf intensive Pflege angewiesen. Im Kopf sei sie noch „voll da". Aber sie halte es kaum aus, dass sie, die früher ein aktives Leben geführt hat, die immer für alle gesorgt hat, auf die immer Verlass gewesen war, nun abhängig von ihrem Mann und ihren erwachsenen Kindern ist. Sie habe das Gefühl, nichts mehr wert zu sein. Sie vegetiere nur noch. Für sie sei es sehr beschämend, vieles nicht mehr selber bestimmen zu können, und sie habe Angst, ihrer Familie zur Last zu fallen. Sie schäme sich so für ihren Zustand, dass sie auch keinen Besuch mehr empfangen wolle. Niemand dürfe sie in diesem desolaten Zustand sehen.

Ödipales Schamerleben: Diese Form der Scham ist ein psychoanalytisches Konzept, bei dem es darum geht, dass die Person sich als nicht zugehörig, als bedeutungslos erlebt. Wird sie aktiv aus einer Gruppe, die ihr wichtig ist, ausgeschlossen, kann dies zu dieser Form des Schamerlebens führen. Kränkende Zurückweisungen und Nichtteilhabe an Gemeinsamkeiten werden ebenfalls als beschämend erlebt. Diese Scham frustriert das Grundbedürfnis nach Bindung.

BEISPIEL

Ödipales Schamerleben

Herr Friedrich Z. (78 Jahre) erzählt: Er sei als einziger Sohn einer verarmten Witwe in einer ländlichen Gegend aufgewachsen. Stets habe er sich dafür geschämt, arm zu sein. Seine Armut sei vermutlich der Grund gewesen, dass er nie einen Schulfreund hatte. Die anderen Kinder hätten ihn gemieden und von ihren Aktivitäten ausgeschlossen. Dabei habe er immer wieder vergeblich versucht, Anschluss zu finden. Allzu gerne hätte er „dazugehört". Die Kameraden hätten ihm zu verstehen gegeben, sie seien etwas Besseres und er gehöre nicht dazu. Oft sei er ausgelacht worden, weil er geflickte Kleider getragen habe. So sei seine Kindheit ein einziger „Spießrutenlauf" gewesen. Auch seine Mutter sei gemieden worden. Mit einer „Armengenossin" wollte niemand etwas zu tun haben.

Existenzielle Scham: Sie steht für ein biografisch sehr früh entstandenes Schamgefühl. Sie äußert sich im Ausdruck, als Kind nicht erwünscht, nicht gewollt zu sein. Häufig ist sie bei körperlich beeinträchtigten Kindern oder auch bei solchen, die für das Scheitern der elterlichen Ehe verantwortlich gemacht werden. Es entsteht die Empfindung, nicht gesehen, beachtet oder gehört zu werden. Frustriert wird dabei das Grundbedürfnis nach Bindung.

BEISPIEL

Existenzielle Scham

Herr Johannes K. (68 Jahre) erzählt: Er habe als Kind stets das Gefühl gehabt, nicht erwünscht zu sein. Von der Mutter habe er keine Liebe erfahren. Geschwister habe er keine. So wie er sei, sei er nicht richtig, sei seine Empfindung gewesen. Als Kind sei er deshalb sehr einsam gewesen. Freunde habe er keine gehabt. Der Vater sei oft abwesend gewesen. Wenn er zuhause gewesen sei, hätten die Eltern immer lautstark gestritten. Dabei sei es oft um ihn gegangen. Offenbar seien sie sich in der Erziehung nicht einig gewesen. Die Mutter sei sehr streng gewesen und habe ihm bei jeder Gelegenheit gesagt, er solle sich schämen. Er habe sich als schlechtes Kind gefühlt. Als die Ehe der Eltern geschieden wurde, habe er das Gefühl gehabt, es sei wegen ihm. Er habe sich für seine Eltern verantwortlich gefühlt und sich sehr geschämt, dass es ihm nicht gelungen war, die Familie zusammenzuhalten.

Opferscham: Sie ist Ausdruck für ein Ereignis, manipuliert, gefoltert oder gekränkt worden zu sein. Es ist der Verlust der Würde, die das Schamerleben prägt. Auch im Nachhinein kann die Erinnerung an ein traumatisches Erlebnis Scham auslösen. Weil häufig die Worte für das Erzählen eines Traumas fehlen, ist es eine schweigsame Scham. Sie frustriert das Bedürfnis nach Orientierung, Sicherheit, Kontrolle und Autonomie.

BEISPIEL

Opferscham

Frau Irene H. erzählt: Sie sei als 25-Jährige anlässlich eines Dorffestes von einem flüchtigen Bekannten vergewaltigt worden. Bis heute falle es ihr schwer, das Wort Vergewaltigung überhaupt auszusprechen. Nie habe sie sich jemandem anvertraut, zu sehr habe sie sich geschämt und schäme sich heute noch. Sie spricht höchstens in Stichworten vom „Ereignis“. Sie fühle sich auch nach vielen Jahren immer noch beschmutzt und wertlos. Sie habe danach nie mehr einen Freund gehabt, zu groß sei ihre Angst vor Sexualität und einem Geständnis, vergewaltigt worden zu sein, gewesen. So habe sie auch keine Familie gegründet und fühle sich heute im Alter sehr einsam.

Wie bei der Schuld, unterscheidet Lammers (2016, S. 130ff.) auch bei der Scham zwischen *adaptiver* und *maladaptiver* Scham

Adaptive Scham: Sie kann als angemessene emotionale Reaktion auf einen konkreten Auslöser verstanden werden. Sie ist als Emotion zeitlich begrenzt und klingt wieder ab. Das Selbstwertempfinden der Person bleibt stabil, auch wenn es im Moment des Schamerlebens tangiert ist. Kognitionen, die den Selbstwert schützen, helfen, die Situation adäquat einzuschätzen und das Verhalten anzupassen. Verständnisvolle Reaktionen des Umfeldes können dazu beitragen, dass das Schamgefühl wieder abklingt. Im adaptiven Schamerleben äußert sich unsere Anerkennung von sozialen Normen und Werten.

BEISPIEL

Adaptive Scham

Frau Ursula K. erzählt: Sie habe letzthin eine sehr peinliche Situation erlebt. Sie sei bei der Beerdigung einer guten Bekannten gewesen. Als der Pfarrer den Lebenslauf der Verstorbenen vorgelesen habe, habe sie plötzlich einen Lachanfall bekommen, von dem sie sich kaum habe erholen können. Sie habe sich sehr geschämt, weil sich die strafenden Blicke der Trauernden auf sie gerichtet hätten. Sie wisse ja, dass sich das bei einer Beerdigung nicht gehört. Am liebsten wäre sie im Boden versunken, so peinlich sei es ihr gewesen. Erst beim Trauermahl habe sie erklären können, dass ihr beim Vorlesen des Lebenslaufs eine humorvolle Situation mit der verstorbenen Bekannten in den Sinn gekommen sei und sie deshalb gelacht habe. Die Anwesenden hätten viel Verständnis für ihr Verhalten gezeigt und selber begonnen, von fröhlichen Erlebnissen mit der Verstorbenen zu erzählen.

Maladaptive Scham: Ist das Schamerleben irrational, generalisiert und verstärkt, spricht man von maladaptiver Scham. Die Person ist der Scham hilflos, ohnmächtig ausgeliefert und erlebt sich als wertlos. Hohe Ansprüche ans sich selber, Perfektionismus und Schuldvermeidung sind Strategien, die angewendet werden, um quälende, selbstwertzersetzende Scham zu vermeiden. Bei dieser Form der Scham wird die eigene Person fokussiert. Sie kann durch äußere Einflüsse aktiviert werden. Sie wird daran erkannt, dass Personen keine Kritik ertragen und leicht zu kränken sind. Kein Lob, keine Anerkennung kann die Betroffenen umstimmen. Sie geht auch mit der Tendenz einher, andere für die eigenen Misserfolge, für eigenes Versagen verantwortlich zu machen. Unzufriedenheit, Verbitterung und Misstrauen sind eine Belastung für Beziehungen. Die beeinträchtigte Nähe-Distanz-Regulation kann zu Beziehungsabbrüchen und sozialem Rückzug führen. Einsamkeit und Isolation sind die Folge, was wiederum zu psychischen Erkrankungen führen kann.

BEISPIEL

Maladaptive Scham

Herr Paul J. (60 Jahre) fällt dadurch auf, dass er jeden Misserfolg in seinem Leben, und derer gab es etliche, andern in die Schuhe schiebt. Er habe große berufliche Pläne gehabt. Aber diese seien nie in Erfüllung gegangen. Er habe kaum eine Prüfung bestanden, obwohl er sich große Mühe gegeben habe. An seiner Intelligenz könne es nicht gelegen haben. Vielmehr hätten ihn die Eltern viel zu wenig unterstützt und sich eigentlich nie für ihn interessiert. Seine beiden älteren Geschwister hingegen hätten immer auf die Hilfe der Eltern zählen können und diese auch bekommen. Das könne er den Eltern nicht verzeihen. Auch mit seinen Geschwistern habe er den Kontakt abgebrochen. Die würden ihn ja doch nicht verstehen und ihm Neid vorwerfen. Dass sein Leben so trostlos sei, sei einzig die Schuld der Familie. Bei Paul J. sind vor allem Verbitterung, Resignation und Schuldzuweisungen zu spüren. Er verharrt in der Opferrolle, hinter der vermutlich eine große Scham über seine selbstverschuldeten beruflichen Misserfolge und ein stark defizitäres Selbstwertempfinden lauern.

! Das Empfinden von Schuld und Scham setzt Empathie voraus.

Vom Umgang mit Schuld und Scham in der Lebensrückblickstherapie

Ein Ziel der Lebensrückblickstherapie ist es, einen dysfunktionalen, maladaptiven Umgang mit Schuld und Scham, der sehr häufig bei depressiven Patienten zu beobachten ist, aufzudecken. Es ist eine Aufgabe der Therapie, die Patienten zu ermutigen, durch Selbstreflexion die Unterscheidung zwischen den verschiedenen Formen der Schuld und der Scham auszuloten und die Angemessenheit der belastenden Emotionen zu hinterfragen. Vorausgesetzt, die Patientin ist dazu motiviert, kann es ihr gelingen, die Verknüpfung zwischen biografischen Ereignissen und der aktuellen Lebenssituation herzustellen. Von Bedeutung ist, dass die Patienten schuld- oder schamhafte Ereignisse möglichst genau, ohne Beschönigung, narrativ erinnern, Schuld und Scham als solche anerkennen und sie benennen können. Dies setzt voraus, dass die therapeutische Beziehung tragfähig ist, dass die Patienten sich sicher fühlen und keine Angst vor Abwertung haben müssen. Schuld und Scham werden als zum Menschsein gehörende Emotionen anerkannt. Reale Schuld ruft möglicherweise nach Wiedergutmachung. Wenn dies nicht möglich ist, kann eine Entschuldigung zur Entlastung beitragen. Ist auch das nicht möglich, bleibt die Anerkennung von Schuld und Reue. Dies kann einen heilenden Trauerprozess über das, was nicht mehr erreicht werden kann, auslösen. Es kann in einer gelungenen Therapie zur Integration führen, indem der Patient anerkennt, dass es auch in seinem Leben Ereignisse gab, die ihn schuldig werden ließen. Diese Integration kann als wichtiger Schritt zur Weiterentwicklung des Selbst und zu einem Gefühl des Stolzes führen. Auch die Verarbeitung von Schamerleben und das Hinterfragen von dessen Ursachen können sich als Möglichkeit zur Stabilisierung und Wiederherstellung des Selbstkonzeptes erweisen. Auch hier geht es darum, zwischen adaptiver und maladaptiver Scham unterscheiden zu lernen. Zu fördern ist die Einsicht, dass frühere beschämende Erfahrungen in der aktuellen Lebenslage nicht mehr angebracht sind, da sie der Situation nicht mehr angemessen sind.

BEISPIEL

Mit sich ins Reine kommen

Frau Dorothea G. (75 Jahre) klagt über zunehmende Unzufriedenheit, Antriebslosigkeit und Traurigkeit. Sie habe das Bedürfnis, in ihrem Leben Ordnung zu schaffen, da es einige Dinge gäbe, die sie mit zunehmendem Alter belasten würden. Sie habe von der Lebensrückblickstherapie gehört und das Gefühl bekommen, dass dies etwas für sie wäre. Sie sei auf dem Land in einem sehr katholischen Dorf aufgewachsen, wo jeder jeden kannte. Dieser enge Zusammenhalt sei auf der einen Seite schön gewesen und hätte ihr Geborgenheit gegeben. Auf der anderen Seite sei es auch unmöglich gewesen, etwas zu tun, ohne dass das ganze Dorf davon wusste. Mit 19 Jahren habe sie an einem Fest in der nahen Stadt einen jungen auswärtigen Mann kennen gelernt, der ihr sehr gefallen habe und in den sie sich gleich verliebt habe. Sie hätten gemeinsam getanzt, geflirtet und schließlich hätten sie miteinander geschlafen. Es sei ihr erstes Mal gewesen. Am andern Tag sei der Mann, ohne sich zu verabschieden, verschwunden. Erst da habe sie gemerkt, dass sie nicht einmal seinen Namen wusste. Groß war ihr Schrecken, als sie einige Wochen später feststellen musste, dass sie schwanger war. Es sei ihr unmöglich gewesen, dies ihren Eltern oder sonst irgendjemandem zu sagen. Sie habe sich so geschämt. Und für ihre frommen Eltern wäre dies eine große Familienschande gewesen. Sie habe sich auch ihrem Arzt nicht anvertraut, aus Angst, er würde sie bloßstellen. Das Kind zu behalten sei für sie nie in Frage gekommen. Sie habe so schnell wie möglich diese Schwangerschaft beenden wollen, wohl wissend, dass sie damit in den Augen der Kirche als Mörderin gelten würde. In dieser ausweglosen Situation sei sie unter einem Vorwand ins Ausland gefahren, wo sie abgetrieben habe. Als sie zurückkam, sei sie wohl erleichtert gewesen, aber andererseits hätten sie schwere Gewissensbisse geplagt. Auf die Frage der Eltern, was mit ihr los sei, habe sie geantwortet, sie sei krank. Sie habe sich auch nicht getraut, die Abtreibung zu beichten, da Gott ihre Todsünde niemals verzeihen würde. Mit der Zeit habe sie sich erholt, und das Ereignis sei mit den Jahren in den Hintergrund gerückt. Sie habe mit 25 Jahren einen Jugendfreund aus dem Dorf geheiratet und mit ihm eine Familie gegründet. Sie sei Mutter von vier inzwischen erwachsenen Kindern. Diese Aufgabe habe sie sehr erfüllt und sie sei eine hingebungsvolle Mutter gewesen. Sie habe acht Enkel, die sie regelmäßig und mit Freude betreue. Diese Aufgabe sei zu ihrem Lebenssinn geworden. Aber ihr Geheimnis trage sie immer noch mit sich herum und sie wisse nicht, wie sie damit umgehen soll. Immer öfter denke sie an das ungeborene Kind und frage sich, was wohl aus ihm geworden wäre. In ihrer Phantasie werde dieses Kind immer lebendiger. Vor einigen Wochen habe sie von ihm geträumt. Ganz klar sei es, ein Mädchen, vor ihr gestanden und habe sie gefragt, warum es nicht leben durfte. Seit diesem Traum plagen sie die alten Gewissensbisse wieder. Sie sei sehr traurig und fühle sich schuldig. Was sie so traurig mache, sei die Tatsache, dass ihr damaliges Handeln, das sie heute so bereue, nicht mehr gut zu machen sei. Es überschatte ihr jetziges Leben. Es stehe wie ein großer schwarzer Felsbrocken in ihrem Leben. Manchmal habe sie das Gefühl, sie habe damit ihr Leben verpfuscht. Und all das Gute, das sie erlebt habe, sei nichts mehr wert. Sie sehe keinen Ausweg. Niemandem habe sie je davon erzählt. Nun sei für sie die Therapie die letzte Rettung. Es sei ihr ein Bedürfnis, davon zu erzählen und vielleicht mit sich ins Reine zu kommen.

Die Erfahrung, in der tragfähigen Beziehung zur Therapeutin, diesem in ihren Augen schwerwiegenden Ereignis narrativ eine Gestalt zu geben und dabei nicht verurteilt zu werden, sondern auf Aufmerksamkeit und Wertschätzung zu stossen, war für Frau G. eine große Erleichterung. Im Lebensrückblick erkannte sie, dass die Entscheidung zum Abbruch der Schwangerschaft in ihrer Verantwortung gelegen hatte. Sie war bereit, die Schuld dafür zu übernehmen. Diese Einsicht war mit tiefer Reue verbunden und löste aufgrund der Tatsache, dass das Ereignis nicht rückgängig gemacht werden konnte, große Trauer aus. Dieser Trauerprozess und das Eingestehen von Schuld und Scham machten letztlich Platz für Neues, für die Erkenntnis, dass das Ereignis nicht ihre ganze Person, ihr gesamtes Selbst ausmacht, dass es jedoch zu ihr und ihrem Leben gehört. Sie konnte zudem erkennen, was sie in ihrem Leben an Gutem erlebt und getan hatte. Es gelang ihr, sich als gute, hingebungsvolle Mutter ihrer Kinder wahrzunehmen. Sie konnte sich wieder mehr auf ihre erfüllende Aufgabe als Großmutter konzentrieren und darin einen Lebenssinn erkennen. So vermochte sie schließlich, sowohl das Gute wie auch das Schuldhafte als zu ihrem Leben gehörend anzuerkennen, adäquat zu beurteilen und zu integrieren.

! Die Verarbeitung von Schuld- und Schamerleben und das Hinterfragen von deren Ursachen können sich als Möglichkeit zur Stabilisierung und Wiederherstellung des Selbstkonzeptes erweisen.

5.4 Lebensrückblickstherapie im höheren Lebensalter

Auch wenn die Gerontologie sich zunehmend mit den Ressourcen im Alter beschäftigt, blieb ein Vorurteil lange bestehen: Psychotherapie im Alter sei nutzlos, da der Mensch, aufgrund mangelnder Plastizität, und damit verbundener mangelnder Fähigkeit zur Persönlichkeitsveränderung, nicht mehr in der Lage sei, sich zu ändern. Dabei wurde übersehen, dass die Veränderung der Persönlichkeitsstruktur ein falsch gesetztes Ziel ist. Studien haben ergeben, dass Emotionalität und Persönlichkeit eines Menschen über die Zeit stabil bleiben. Petzold (2005) vertritt deshalb die Ansicht, dass es in der Psychotherapie nicht um grundlegende Veränderungen geht, sondern vielmehr um die „Anpassung an die Herausforderungen im Alter“ und an die damit verbundenen veränderten Lebensbedingungen. Der Autor spricht in diesem Zusammenhang von „Regulationskompetenz“ und „Regulationsperformanz“.

So setzte sich allmählich die Einsicht in die Wichtigkeit der Psychotherapie im Alter durch. Es wurde erkannt, dass die Erfahrungen von frühen Traumatisierungen bis ins Alter in den Alltag der Betroffenen hineinreichen können. Oftmals manifestieren sich die Langzeitfolgen auch erst im höheren Lebensalter.

Berücksichtig man die zahlreichen Publikationen der letzten Jahre zu diesem Thema, kann davon ausgegangen werden, dass die Psychotherapie im Alter beinahe eine Selbstverständlichkeit geworden ist. Therapieformen für ältere Menschen wurden konzipiert, wovon eine davon die Lebensrückblickstherapie in ihren diversen Varianten ist. Sie kann dazu verhelfen, auf dem Hintergrund der Lebensgeschichte unterschiedliche individuelle Entwicklungsverläufe zu verstehen und zu interpretieren. Sie kann dazu beitragen, ein gelingendes Altern zu unterstützen und zu fördern (Petzold, 2005).

> **!** „In der Psychotherapie im Alter geht es nicht um grundlegende Veränderungen, sondern vielmehr um die Anpassung an die Herausforderungen im Alter, und an die damit verbundenen veränderten Lebensbedingungen.“ (Petzold, 2005, S. 83)

Formen der Lebensrückblickstherapie

Da diverse Autoren den Lebensrückblick explizit in den Mittelpunkt ihrer therapeutischen Intervention stellen, und dazu verschiedene Methoden entwickelt worden sind, sollen einige davon in diesem Kapitel vorgestellt werden.

Lebensrückblickstherapie nach Maercker

Prominent in Forschung und Anwendung zu Fragen der Alterspsychotherapie ist im deutschsprachigen Raum Andreas Maercker. In allen therapeutischen Theorien sind unstrukturiertes und spontanes Erinnern weit verbreitet. Im Fokus seiner Lebensrückblickstherapie steht jedoch „die Selbstreflexion und die Reflexion des bisherigen Lebensweges“ (Maercker, 2013, S. 32). Der Autor sieht darin die Möglichkeit, Ressourcen und Strategien zu finden, die als Anknüpfungspunkte für die Bewältigung aktueller Problem dienen können. Sein Schwerpunkt liegt auf der Strukturierung des Lebensrückblicks, wie sie von Butler (1963) für die Gerontologie postuliert und eingesetzt wurde. Ausgehend vom Ziel der Sicherstellung der Ähnlichkeit individueller Lebensrückblicke wurden diese analysiert und als Gruppe verglichen. Für die Vergleichbarkeit mussten die Lebensrückblicke im Wesentlichen dieselben Abschnitte im Leben jedes Einzelnen abrufen, wie Kindheit, Schule, Erwachsenenalter, und über eine bestimmte Zeitdauer mit denselben vorgegebenen Fragen als Gedächtnisanstoß durchgeführt werden“ (Maercker, 2013, S. 32 f.). Basierend auf diesen Erkenntnissen entwickelte Maercker seine Form der Lebensrückblickstherapie (LRT). Dabei sind folgende Aspekte von zentraler Bedeutung:

- Das Einbringen von Gefühlen und gefühlsmäßigen Bewertungen,
- das Einbringen von Selbstreflexionen bzw. Bilanzierungen,
- das strukturierte Einbeziehen von positiven und negativen Reminiszenzen.

Wesentlich für Maerckers LRT ist die Drei-Phasen-Struktur: die Vorbereitungsphase, die mittlere Phase und die Bilanzierungsphase.

Die *Vorbereitungsphase* beinhaltet eine ausführliche Psychodiagnostik, die Feststellung der Hauptsymptomatik und die aktuelle Problematik des Patienten. Dazu gehören ebenfalls die Erläuterung des Ablaufs der Therapie und eine für den Patienten nachvollziehbare auf seine Hauptproblematik bezogene Zielsetzung.

Vorbereitungsphase der Lebensrückblickstherapie (Maercker, 2013, S. 34)

- „Ausführliche Psychodiagnostik,
- Feststellen der Hauptsymptomatik,
- aktuelle Problematik,
- Erläuterung des Therapieablaufs,
- Zielsetzung bezogen auf die Hauptsymptomatik.“

Die Zielsetzung orientiert sich an den verschiedenen Störungsbildern, wie z. B. Depression – deren Erinnerungsmerkmale oftmals eine negative Sicht der Vergangenheit und ein negatives Selbstbild sind –, Anpassungs- und Angststörungen, Traumafolgestörungen, bei denen Brüche in den Lebenslinien festzustellen sind und die Dominanz des Traumas, das andere Gedächtnisinhalte unzugänglich macht. Um dem Patienten den Einstieg in seinen Lebensrückblick zu erleichtern können einladende Sätze des Therapeuten als Anstoß dienen, z. B.: „Was haben Sie in Ihrer Jugend besonders gern gemacht?" Es wird immer wieder die Erfahrung gemacht, wie gerne Menschen, auch wenn aktuelle Probleme sie belasten, aus ihrem Leben erzählen, wenn Sie dazu wertschätzend eingeladen werden. Wenn der Patient Widerstand zeigt, könnte sich dahinter eine depressive Symptomatik verbergen. Wie in anderen Therapieformen ist auch in der Lebensrückblickstherapie der Aufbau einer tragfähigen Beziehung von Bedeutung, da sie dem Patienten helfen kann, seine Widerstände zu überwinden. Ein weiterer wichtiger Punkt dieser Phase ist die Absprache mit dem Patienten über die Dauer der Therapie, die üblicherweise auf ca. 15 Stunden angesetzt wird.

In der *mittleren Phase* erzählt der Patient von seiner Kindheit über seine Jugendzeit und das Erwachsenenalter bis zu seiner aktuellen Lebensphase. Diese Phase ist geprägt ist von der *Chronologie des Rückblicks*, in der konkrete Erinnerungen besprochen und abgearbeitet werden. Die Lebensgeschichte wird in sieben Stufen abgearbeitet.

7 Abschnitte der mittleren Phase der Lebensrückblickstherapie (Maercker, 2013, S. 34)

1. Kindheit bis Schulzeit I
2. Kindheit bis Schulzeit II: Fortsetzung
3. Schulzeit bis Pubertät
4. Jugendzeit bis Berufsbeginn
5. Erwachsenenalter I: Arbeitsleben und Partnerschaften bis erste Kindsgeburt
6. Erwachsenenalter II: Kinder von Geburt bis Auszug aus der Familie
7. Erwachsenenalter III: ab 50. Lebensjahr bis heute

Dabei geht es nicht nur um das Erinnern, vielmehr steht die *Reflexion* der Erinnerungen im Mittelpunkt. So wird die Person danach gefragt, welche Bedeutung ein bestimmtes Ereignis für sie hatte. Ebenso wichtig sind Fragen nach Stärken, nach Werten, die damals wichtig waren, nach der Wertigkeit der Arbeit, ob diese eine freudvolle oder belastende Tätigkeit war. Dass der Lebensrückblick kaum vollständig sein kann, ist angesichts der beschränkten Anzahl von Stunden nachvollziehbar. Dennoch ist es wichtig, dass der Therapeut jenen Phasen des Lebens, die der Patient umgeht, seine besondere Aufmerksamkeit schenkt. Er regt ihn mit Fragen dazu an, vermiedene Ereignisse zu fokussieren, weil es oftmals gerade diese sind, die diagnostisch aufschlussreich sein können.

Zentral für die letzte Phase, die *Bilanzierungsphase*, sind integrierende und bilanzierende Therapiegespräche. Der Fokus dieser Phase des Lebensrückblicks liegt auf dessen Zusammenfassung und dessen Reflexion. Folgende Fragen können diesen Prozess begünstigen: „Wie beurteilen Sie Ihre persönliche Entwicklung über das, was Sie gelernt haben? Was würden Sie als die drei wichtigsten Dinge in Ihrem Leben bezeichnen? Was würden Sie ändern, besser machen, unverändert lassen? Was sind heute die wichtigsten Dinge in Ihrem Leben?" (Maercker, 2013, S. 35)

Abschließend werden die Gespräche nochmals reflektiert, und es wird der Frage nachgegangen, was im Leben als positiv, was als Scheitern bezeichnet wird. Dies soll Anstoß zu einem möglichst abgerundeten Bild des eigenen Lebens und zur Annahme, zur *Integration* der eigenen Biografie sein.

Diese Form der Therapie eignet sich jedoch nicht für alle Problematiken. So sieht der Autor eine *Kontraindikation* bei Suchtproblemen, Medikamentenabhängigkeit und demenziellen Erkrankungen, da bei diesen Patienten oft die Krankheitseinsicht und die Psychotherapiemotivation fehlen.

Lebensrückblickstherapie nach Verena Kast

Ausgehend von der Tatsache, dass der Mensch zu lebenslangem Lernen in der Lage ist, vertritt Kast die Meinung, dass der Lebensrückblick Menschen dazu befähigt, sich mit Schwierigkeiten im Leben aktiv auseinander zu setzen. Aus dieser Sicht bedeutet lernen, „besser mit dem Leben zurechtzukommen, sich eine bessere Lebensqualität zu verschaffen" (Kast, 2010, S. 152).

Die Autorin ist der Ansicht, dass Menschen bis zu ihrem Tode fähig sind, sich zu verändern und zu lernen. Auch sie geht, wie Maercker, bei der Lebensrückblickstherapie von einer kurzen Therapiedauer von zehn bis zwanzig Sitzungen aus. Auch sie plädiert nicht für die Vollständigkeit der Aufarbeitung der ganzen Vergangenheit, sondern dafür, „sich einzelnen Knoten und Nestern der Biografie zuzuwenden" (Kast, 2010, S. 153).

Angeregt zu dieser Form der Therapie wurde die Autorin durch die Anfrage von älteren Menschen, die nicht über die Trauer um den Verlust eines nahen Angehörigen hinwegkamen. Sie wollten keine lange Therapie, nur Hilfe bei der Bewältigung ihres aktuellen Problems. Dabei waren diese Menschen erstaunt, wie sehr ihr bisheriges Leben Einfluss auf ihre nicht bewältigbare Trauer hatte. Altersbedingte schwächer gewordene Abwehrmechanismen bewirkten, dass alte Konflikte und traumatische Erfahrungen und die damit verbundene Angst aktualisiert wurden.

Einen weiteren Grund für die Suche nach Hilfe sieht die Autorin in der Tatsache, dass Menschen mit ihrem Leben nicht mehr zurechtkommen, dass die Nähe des eigenen Todes die Aufarbeitung unerledigter Dinge, die ein Leben lang mitgeschleppt wurden, virulent macht. Mit der Ansicht, dass frühere Erfahrungen einen unbewussten Einfluss auf aktuelle Erfahrungen, auf Stimmungen und anstehende Entscheidungen haben, betont Kast den psychodynamischen Ansatz ihrer Lebensrückblickstherapie. Solche Prägungen und die damit verbundenen Erfahrungen trüben häufig die Sicht auf das, was noch möglich ist, was im Leben Freude bereiten kann. Eine Lebensrückblicksintervention kann eine Möglichkeit sein, quälende, belastende Erfahrungen zum Abschluss zu bringen und Platz zu machen für mehr psychische Lebensqualität, für Offenheit, für mehr Wärme und Herzlichkeit im Umgang mit anderen Menschen (Kast, 2010).

Auch Kast ist der Meinung, dass die Lebensrückblickstherapie nicht für alle Menschen geeignet ist. Eine *Kontraindikation* sieht sie bei Menschen, die schamabwehrend die Vergangenheit glorifizieren, die nicht in der Lage sind, die Verantwortung für ihr eigenes Tun zu übernehmen, die Schuld und Versagen ausschließlich bei den Mitmenschen sehen.

Die Autorin betrachtet die Lebensrückblickstherapie als „Fokaltherapie auf psychodynamischer Grundlage für ältere Menschen" (Kast, 2010, S. 155). Dies bedeutet, dass ihr Fokus sich auf die Themen richtet, die von den Patienten in die Therapie gebracht werden. Dabei werden jedoch auch emotional gefärbte Lebensabschnitte aus vielen Perspektiven betrachtet und auch die Perspektive des Gelingens hat ihren wichtigen Platz. Im Gegensatz zu Maerckers Modell verzichtet sie auf die Chronologie der Lebensabschnitte, da sie dadurch mehr einem unabänderlichen Lebenslauf ähnlich sind. Sie moniert, dass das chronologische Erinnern die Tendenz hat, sich auf schwierige Situationen zu konzentrieren, und dabei die Gefahr besteht, dass der Patient in eine Opferrolle gerät und in ihr stecken bleibt. Die Autorin plädiert dafür, dass, im Gegenteil, die Unterscheidung zwischen Gutem und Schlechtem in den Mittelpunkt rückt. Der Lebensrückblick soll die Chance bieten, das Geglückte und das weniger Geglückte bewusster zu erleben. Sie sieht zudem im Akzeptieren von Hilfe eine wichtige Entwicklungsaufgabe im höheren Lebensalter. Die Aufgabe von Autonomie, ohne das gute Selbstwertgefühl einzubüßen, kann Ziel einer Lebensrückblickstherapie sein. Die Autorin formuliert fünf Kernüberlegungen zu dieser Therapieform:

1. Erinnern ist Vergegenwärtigen. Erzählungen sind dann lebendig, wenn sie auch Imaginationen sind. Mit vorstellungsbezogenen, sinnlichen Er-

fahrungen können Emotionen berührt werden, die wiederum Veränderungen bewirken.
2. Vergangenheit wird entsprechend der aktuellen emotionalen Situation erinnert. Durch „Freudenbiografie" kann diese verbessert werden. Dies ermöglicht einen freundlicheren, liebevolleren Blick auf das eigene Leben.
3. Themen, die als schuldhaft bewertet werden, werden vom Jetztzeitpunkt aus bewertet und nicht aus der Situation heraus, in der man schuldhaft gehandelt hat. Es ist hilfreich, sich möglichst Geschichten vom Gelingen, die in die Zeit der zu bearbeitenden Problematik fallen, zu vergegenwärtigen.
4. Einzelne „Komplexepisoden" können bearbeitet werden. Darin gebundene Lebensthemen werden herausgearbeitet.
5. Persönliche Erfahrungen können in Resonanz zu kulturellen Gestaltungen neue Impulse geben.

Die Autorin betont immer wieder die Bedeutung der Gestaltung einer „Freudenbiografie", da diese in der Lage ist, das gute Selbstwertgefühl zu stärken und die Einsicht zu vermitteln, dass es neben quälenden Erinnerungen auch gute Erinnerungen gibt. Die Veränderung der Selbstwahrnehmung hin zum Positiven und zum Wohlbefinden sind wichtige Kriterien für eine gelingende Therapie.

Strukturierter Lebensrückblick für Menschen mit Demenz nach Haight & Haight

Auch wenn in den oben vorgestellten Modellen von Lebensrückblickstherapien die Fähigkeit zur Selbstreflexion des Patienten eine unabdingbare Voraussetzung ist, so soll an dieser Stelle darauf hingewiesen werden, dass Haight & Haight (2013) eine Form des Lebensrückblicks konzipiert haben, die auch mit dementen Menschen in einem noch nicht fortgeschrittenen Stadium erfolgreich angewendet werden kann.

Diese Form des Lebensrückblicks wurde in Anlehnung an das Modell der acht Entwicklungsaufgaben von Erikson (Kap. 4) konzipiert. Durch den Lebensrückblick führen Interviewfragen, deren Inhalte in Anlehnung an das Eriksonsche Entwicklungsmodell gebildet wurden. Es sind Themen, die in den ersten vier von der auf sechs Treffen anberaumten Therapie behandelt werden. Die letzten beiden Termine haben wiederholtes Betrachten, Gewichten, Bewerten und Integration der Lebensereignisse als Schwerpunkt. Ein Lebensrückblicksbogen führt den Therapeuten und dient ihm als Leitfaden. Dieser soll allerdings nicht als strikte Vorgabe verstanden werden, sondern mehr als „empfohlene Sondierfragen, um die Befragten beim Durchschreiten ihres Lebens zu unterstützen und so viele Entwicklungsbereiche zu besprechen wie möglich“ (Haight & Haight, 2013, S. 142). Zudem dient er unerfahrenen Therapeuten als Orientierungshilfe. Für die Autoren sind vier zentrale Merkmale kennzeichnend für die strukturierte Lebensrückblickstherapie.

Merkmale der Lebensrückblickstherapie (Haight & Haight, 2013, S. 142)

- Bewertung,
- Struktur,
- Zeit,
- Individualität.

Die Autoren betrachten die *Bewertung* als wichtigstes therapeutisches Element dieser Form des Lebensrückblicks. Sie wird als Prozess beschrieben, in dem die Patienten über ihre Lebensgeschichte, über wichtige Lebensentscheidungen nachdenken und sie analysieren. Anschließend werden sie um die Bewertung der persönlichen Wirkung ihrer Lebensgeschichte gebeten. Diese Bewertungen sind Inhalt der letzten beiden Therapiesitzungen. Ziel dieser Sitzungen ist die Zusammenfassung und Bilanzierung des Lebens, um so eine Integration und Akzeptanz des gelebten Lebens zu ermöglichen.

Ein weiteres wichtiges Element dieser Therapiemethode ist deren *Strukturierung*, da damit das gesamte Leben in einem standardisierten Ablauf abgedeckt werden kann. Erinnerungen sind damit nicht dem Zufall, dem spontanen Einfall überlassen. Die Patienten haben damit die Möglichkeit, sich systematisch zu erinnern, „um Ereignisse oder Entscheidungen in ihrem Leben zu erkennen, die ihnen möglicherweise Unbehagen verursacht haben, oder die einer Bewertung oder Versöhnung bedürfen“ (Haight & Haight, 2013, S. 143).

Die Patienten werden darin begleitet, sich auch störenden, unangenehmen Ereignissen in ihrem Leben zuzuwenden. Für die Verarbeitung ist es wichtig, solche nicht zu meiden und nicht im Evasiven und Glorifizieren der Vergangenheit zu verharren. So müssen ungelöste Konflikte genauer betrachtet werden. Schwierige Phasen des Lebens haben genauso ihre Berechtigung, ins Leben integriert zu werden, damit dies zu einer Gesamtschau des Lebens führen kann. Damit dies gelingen kann, ist die Einhaltung der empfohlenen Struktur mit ihren systematischen Fragen ein hilfreicher Wegweiser. Die Struktur gewährleistet auch, dass alle von Erikson postulierten Entwicklungsphasen abgedeckt werden können. Wie bei der Lebensrückblickstherapie nach Maercker ist auch hier die Chronologie ein zentrales Merkmal des Lebensrückblicks. Für Haight & Haight (2013, S. 143) stellt die Struktur den Schlüssel dar, älteren Menschen –

insbesondere solchen mit Demenz – zu helfen, in einer geordneteren Art und Weise zu denken, sich deutlicher zu erinnern und auf die Akzeptanz ihres Lebens hinzuarbeiten.

Nicht zu unterschätzen ist der Faktor *Zeit*. Es ist nicht selbstverständlich, dass Menschen Therapeuten ihre Lebensgeschichte anvertrauen. Wie bei anderen Therapieformen auch, soll dem Aufbau einer tragfähigen therapeutischen Beziehung besondere Beachtung geschenkt werden. Patienten brauchen das Gefühl der Sicherheit, bis sie ihre innersten Gedanken und Gefühle auszudrücken vermögen. Die Vertrauensbildung braucht Zeit. Die Geschichte des Lebens muss sich entfalten können, soll erkundet und bewertet werden. Der Patient muss die Möglichkeit erhalten, sich mit dem Leben auszusöhnen, es als sein eigenes anzuerkennen. Aus Fakten, aus einem Lebenslauf soll eine Biografie entstehen. Von den Autoren sind dafür sechs einstündige Sitzungen vorgesehen, die, je nach Konzentrationsfähigkeit und Belastbarkeit des Patienten, auf je zwei halbstündige Sitzungen aufgeteilt werden können.

Das Setting ist geprägt von der Dyade zwischen Therapeut und Patient, einer Eins-zu-Eins-Interaktion. Diese sorgt für einen ungestörten Ablauf, für Vertraulichkeit und *Individualität*, die dem Befragten die Möglichkeit gibt, intime, oftmals auch peinliche Erinnerungen mitzuteilen. Wie in anderen Therapieformen kommt es vor, dass die Patienten zum ersten Mal über ein schwieriges Lebensereignis sprechen. Dazu braucht es die Sensibilität, die Empathie und die volle Aufmerksamkeit des therapeutischen Zuhörers. Auf dieser Basis wird es dem Patienten möglich, sein Leben zu erkunden, seine Biografie zu gestalten und sein Leben in einem neuen Licht zu sehen.

Lebensrückblickstherapien können auch mit dementen Menschen durchgeführt werden. Die Autoren haben ihre Methode für diese Patientengruppe entwickelt. In einem wichtigen Aspekt unterscheidet sich die Therapie für Demenzkranke: Aufgrund des fortschreitenden Gedächtnisverlustes geht es hier um den Umgang mit dem *Mangel* an Erinnerungen. Erinnerungen sind in einem bestimmten Stadium der Krankheit nicht mehr abrufbar. Fragen führen da oft nicht weiter. Um Erinnerungen zu stimulieren, eignen sich Fotos, Requisiten, Melodien, Gerüche, Bilder aus der Vergangenheit des Patienten. Der Therapeut sammelt dieses wertvolle Erinnerungsmaterial, das er, zusammen mit den Äußerungen des Patienten, für diesen in einem „Erinnerungsbuch" anlegt. Es wird in der Therapie immer wieder eingesetzt, um eine Kontinuität im Lebensrückblick zu gewährleisten.

Die Autoren weisen auf einige Besonderheiten im Lebensrückblick bei Demenz hin, die sich von demjenigen mit kognitiv unbeeinträchtigten Patienten unterscheiden und die es zu beachten gilt (Haight & Haight 2013, S. 151):

- *„Personen mit Demenz ermüden leicht. Daher soll der Therapeut den Patienten das Tempo bestimmen lassen.*
- *Der Zuhörer sollte die Frage „Können Sie sich erinnern?" vermeiden. Da Demenzpatienten fürchten, Fehler zu machen, werden sie vorsichtig und können diese Frage als bedrohlich empfinden.*
- *Der Zuhörer sollte sich, wenn möglich, an die Struktur des Lebensrückblicks halten, wie schwierig es auch werden mag. Die therapeutischen Effekte eines strukturierten Denkens wiegen die scheinbare Mühe auf.*
- *Was immer ein Demenzkranker erzählt, ist seine Wahrheit, so wie er sie erinnert oder erinnern möchte; diese Wahrheit sollte im Lebensgeschichtenbuch sichtbar werden, auch wenn Angehörige vielleicht nicht einverstanden sind und die Interpretation korrigieren wollen."*

Die Erfahrung mit diesem Modell der Lebensrückblickstherapie zeigt immer wieder, dass sie dazu beitragen kann, die Lebensqualität der Patienten mit Demenz erheblich zu verbessern. Ein Fallbeispiel soll dies deutlich machen:

BEISPIEL

Gedächtnislücken

Frau Martha P., eine begabte, langjährige Chorsängerin, erkrankte mit 70 Jahren an Demenz. Den schleichenden Verlauf konnte sie lange Zeit kaschieren, sodass ihre Gedächtnislücken lange Zeit kaum auffielen. Als die Krankheit jedoch offensichtlich wurde, bemerkte ihr Umfeld, dass sie immer mehr Mühe hatte, sich örtlich und zeitlich zu orientieren. So fand sie den jahrelang gegangenen Weg vom Bahnhof zum Probenlokal nicht mehr, wagte es aber nicht, nach dem Weg zu fragen. Sie stand jeweils lange Zeit verloren auf dem Gehsteig, bis Passanten sie ansprachen und ihr halfen, den Weg zu finden, oder sie zu ihrem Zielort begleiteten. Auch Gespräche waren nicht mehr möglich. Es gelang ihr nicht mehr, auf Fragen zu antworten. An kurz zuvor stattgefundene Ereignisse konnte sie sich nicht mehr erinnern. Frau P., die einst lebenslustige, humorvolle Frau, wurde zunehmend mürrisch, traurig und verzweifelt und zog sich weitgehend von ihrem sozialen Umfeld zurück. Nur ihrem Chor, dem sie seit über 50 Jahren angehörte, blieb sie treu. Dabei fiel auf, dass es ihr gelang, immer noch tatkräftig mitzusingen und die zweistündigen Proben problemlos durchzustehen. Sowohl die Strophen der Lieder als auch die Melodien waren ihr noch präsent und vertraut. Ihr Ehemann, irritiert durch dieses für ihn widersprüchliche Verhalten, informierte den Hausarzt. Dieser empfahl eine Psychotherapie, da er diese für eine angezeigte zusätzliche Form der Behandlung betrachtete.

Die beigezogene Psychotherapeutin, die die strukturierte Lebensrückblickstherapie nach Haight & Haight kannte, begann mit der Patientin zu arbeiten. Die Therapeutin bemerkte sehr bald, dass Frau P. über die Musik, die ihr sehr viel bedeutete, Zugang zu ihren Erinnerungen fand. So begann sie, ihr Teile aus CDs mit ihr bekannten Werken vorzuspielen. Die Patientin blühte auf, berichtete von wunderbaren Konzerten in aller Welt, in denen sie gesungen hatte. So kannte sie auch noch die Namen der Komponisten und deren Werke, die aufgeführt worden waren. Sie konnte detailliert und voller Emotionen von ihren Erlebnissen berichten. Mit ihrer schönen Stimme konnte sie Melodien vorsingen. Diese Therapie wurde, entgegen der von Haight & Haight empfohlenen Dauer von sechs Sitzungen, über ein Jahr fortgeführt. Den Verlauf der Krankheit konnte sie allerdings nicht aufhalten. Sie verschlimmerte sich derart, dass Frau P. immer weniger ansprechbar war. Trotzdem hatte diese Form des Lebensrückblicks ihre Lebensqualität und auch das ihrer Angehörigen verbessert. Die Patientin wirkte glücklicher und gelöster. Ihr war durch die Therapie ein Jahr Lebensfreude geschenkt worden. Die Patientin starb nach eineinhalb Jahren an akuter Lungenentzündung. Ihr Mann berichtete, dass sie bis zum Schluss wieder die freundliche Frau gewesen sei, die er ein Leben lang gekannt und geliebt habe. Sie sei friedlich eingeschlafen. Dafür sei er so dankbar.

Zusammenfassend soll festgehalten werden, dass trotz der unterschiedlichen Schwerpunkte der dargestellten Lebensrückblickstherapieformen folgende gemeinsame zentrale Aspekte bestehen:

- Reflexion des Lebens,
- Fokussierung,
- Bewertung,
- Bilanzierung,
- Integration.

> **!** Die Veränderungen der Selbstwahrnehmung hin zum Positiven und zum Wohlbefinden sind wichtige Kriterien für eine gelingende Therapie.

Lebensrückblickstherapie nach Grimm: Phasenmodell zur Förderung produktiver Erinnerungsfunktionen

Eine weitere Form der Lebensrückblickstherapie ist das Phasenmodell zur Förderung produktiver Erinnerungsfunktionen (Grimm, 2012). Mein Modell unterscheidet sich von den oben vorgestellten Konzepten. Maerckers Modell orientiert sich an den chronologischen Lebensabschnitten der Patienten. Kast betont den psychodynamischen Aspekt des Lebensrückblicks. Haight & Haight orientieren sich an Eriksons Entwicklungsaufgaben über die Lebenspanne hinweg und haben es für die Anwendung mit dementen Patienten erweitert. Mein Konzept zeigt einen anderen Weg auf.

Wie Kasts Modell basiert auch meine Form des Lebensrückblicks auf einem psychodynamischen Hintergrund. Unbewusstes soll bewusst gemacht, Verdrängtes aufgedeckt, die Bedeutung der Symptome hinterfragt werden. Das Modell habe ich im Rahmen meiner Dissertation (Grimm, 2012), als Ergebnis von Befragungen von gesunden Probanden anlässlich einer biografisch-narrativen Forschung an der Universität Zürich, entwickelt. In der Folge fand dieses Konzept Eingang in die Lebensrückblickstherapie mit älteren Menschen. Es ist jedoch nicht ausschließlich auf ältere Menschen anwendbar.

Als Grundlage für die Entwicklung des Phasenmodells dienten die produktiven Erinnerungsfunktionen (Kap. 2.2). Die Erkenntnisse der Autoren (Wong & Watt, 1991; Webster, 1993; Pinquart, 1998, S. 168; Alea & Bluck, 2002) wurden in ein Modell für die Lebensrückblickstherapie umgesetzt, in dem vier der sechs Erinnerungsfunktionen zu diagnostischen Zwecken eingesetzt werden. Zudem fanden Ergebnisse und Beobachtungen der langjährigen Arbeit mit älteren Patienten Eingang in diese Therapieform. Das Phasenmodell dient als mögliche Orientierungshilfe im therapeutischen Prozess.

Für therapeutische Interventionen fokussiert das Modell auf die vier produktiven Erinnerungsfunktionen: *narrativ*, *transmissiv*, *instrumentell* und *integrativ*, weil sie, wie bereits beschrieben, ressourcenorientiert sind und daher gefördert werden sollen. Auch wenn die beiden dysfunktionalen Funktionen, obsessiv und evasiv, in der Lebensrückblickstherapie, vor allem zu deren Beginn, oft vorkommen, sind sie im Modell nicht aufgeführt, da sie aufgrund ihrer Dysfunktionalität im therapeutischen Prozesse überwunden und nicht gefördert werden sollen. Sie können deshalb nicht als Ziel therapeutischer Intervention gelten. Wie im Modell von Haight & Haight sieht auch dieses Konzept die Möglichkeit des Einbezugs von Hilfsmitteln wie beispielsweise Fotos und Musik vor.

Das Modell war vorerst als Stufenmodell gedacht. Dies erwies sich in der Praxis jedoch als zu statisch. Deshalb soll es als Phasenmodell verstanden werden.

Tab. 2: Phasenmodell zur Förderung produktiver Erinnerungsfunktionen

Phase	Ziele
1. Narratives Erinnern	Beziehungsgestaltung, Kommunikation, Narration als Quelle von Kreativität und Freude.
2. Transmissives Erinnern	Anerkennung und Würdigung der Wertvorstellungen des Patienten, sich darauf einlassen.
3. Instrumentelles Erinnern	Erleben von Kompetenz, Förderung des Selbstwertes und von Ressourcen durch Erinnerung an frühere Kompetenzen, Aktivierung von Kompetenzen zur Bewältigung aktueller Probleme und Konflikte.
4. Integratives Erinnern	Bilanzierung des Lebens, Neu-Bewertung der Vergangenheit, positive Veränderung der Sicht auf das Leben, Förderung der Akzeptanz dessen, was zum eigenen Leben gehört, Integration sowohl von Positivem als auch von Belastendem.

Zudem impliziert ein Stufenmodell, dass jede Stufe den höheren unterlegen und jeder niedrigeren überlegen ist. Damit geht eine Wertung einher, die den therapeutischen Prozess behindern könnte. Mit einem Phasenmodell kann eine solche Wertung vermieden werden. Trotzdem kann die als vierte Phase konzipierte Integration dessen, was zum eigenen Leben gehört, angestrebt werden, da sie Eriksons Stufenmodell der gelungenen Entwicklungsaufgabe im höheren Lebensalter entspricht. Der Weg zu diesem Ziel soll prozesshaft sein. Erfahrungsgemäß verläuft er in den wenigsten Fällen linear.

Es zeigt sich immer wieder, dass der Einstieg in die Therapie, je nach Schwere der psychischen Störung, über das obsessive Erinnern geschieht. Wie erwähnt, ist diese Erinnerungsform dysfunktional, fixiert sie doch den Patienten in seinem Leiden, in seinen Problemen. Andere Patienten sind, aufgrund ihres psychischen Leidens, nicht in der Lage, ihr Selbstbild in Frage zu stellen, und flüchten ins evasive Erinnern. Evasives Erinnern ist ebenfalls dysfunktional, da durch die Glorifizierung der Vergangenheit von aktuellen Problemen abgelenkt wird und der Zugang zum Patienten erschwert oder gar verunmöglicht wird.

Diese Erinnerungsform entspringt oftmals dem Wunsch nach Rückkehr zur früheren, vermeintlich besseren Zeiten.

Die naheliegendste produktive Erinnerungsform ist die *narrative*. Über diese verfügen zu können, bedingt, dass der Patient eine adäquate Sprache findet, um sein psychisches Anliegen auszudrücken. Erzählend kann der Patient sich dem Therapeuten anvertrauen und seinem Leid, seiner Empörung, seinem Schmerz, seiner Angst, Ausdruck verleihen. Damit eröffnet sich ihm die Möglichkeit, sein Gegenüber zu erreichen, zu berühren und damit die Beziehung zu gestalten, was ein Ziel dieser Funktion ist. Dieser Aspekt ist von großer Bedeutung, da Patienten dadurch ihre oftmals eingebüßte Beziehungsfähigkeit wieder entdecken und dies die Basis für den Aufbau einer therapeutischen Beziehung sein kann.

Ein weiterer Aspekt dieser Funktion ist die Aufrechterhaltung von Kommunikation. Der Patient wird ermuntert, seine Erzählungen detailreich zu gestalten. Damit werden seine sprachliche Kreativität und damit seine narrative Kompetenz gestärkt und gefördert. Findet er bei der Therapeutin Gehör und Wertschätzung, kann er damit sein Selbstbild stärken.

Ist die Basis für eine vertrauensvolle Beziehung geschaffen, kann die Patientin oder der Patient dazu animiert werden, sich an die nächste Phase, das *transmissive* Erinnern zu wagen. Bei diesem geht es darum, die eigenen Werte zu erkennen und diese der Therapeutin anzuvertrauen, in der Sicherheit, dass sie nicht negativ gewertet, sondern anerkannt und gewürdigt werden. Diese Erfahrung kann zur Stärkung des Selbstbildes und zur Akzeptanz des eigenen Selbst führen.

Bei der dritten Phase, dem *instrumentellen* Erinnern, hat der Patient die Möglichkeit, sich seiner Kompetenzen gewahr zu werden, sie zu reflektieren und sie als Ressource zur Bewältigung aktueller Lebenssituationen und zur Lösung von Problemen und Konflikten zu aktivieren. Frühere Stärken können wieder wahrgenommen werden. Die Erinnerung an Fähigkeiten kann zur Entlastung beitragen und das Selbstbild, das unter dem Eindruck aktuell mangelnder Kompetenzen möglicherweise ins Wanken geraten ist, stabilisieren.

Der Hauptaspekt der vierten Phase, dem *integrativen* Erinnern, gilt der Bilanzierung des Lebens, in dem Positives und Belastendes als zum eigenen Leben gehörend anerkannt werden kann. Damit entsteht die Möglichkeit einer Neu-Bewertung und einer veränderten Sicht auf die Vergangenheit. Die Einsicht in deren Unabänderlichkeit löst möglicherweise einen heilenden Trauerprozess aus. Schuld und Scham können auf ihre Richtigkeit hin überprüft werden. Diese Phase setzt ein bereits recht gefestigtes Selbstbild voraus, denn sie erfordert ein Infragestellen des Selbstbildes und der eigenen Identität, die bis dahin als unveränderbar empfunden worden waren. Zudem braucht es die Stärke, Verunsicherungen auszuhalten. Hinzu kommt, dass Integration bedeutet, Entscheidungen zu treffen und dafür die Verantwortung zu übernehmen, aber auch die Konsequenzen zu tragen.

Auch wenn diese Phase als Ziel der Lebensrückblickstherapie angestrebt wird, verläuft der Prozess keineswegs linear. So ist das Bestehen auf Akzeptanz und Integration, bevor eine tragfähige Beziehung besteht, als Kunstfehler zu betrachten.

Ein Nicht-Erreichen dieser letzten Phase soll keinesfalls als Scheitern verstanden werden. Akzeptanz und Integration werden in diesem Modell verstanden als die Erarbeitung eines adäquaten, ressourcenorientierten Umgangs mit Unveränderlichem in Vergangenheit und Gegenwart. Das Modell wird nicht im Sinne eines abgeschlossenen Zustandes verstanden, sondern vielmehr als dynamischer Prozess, in dem auch Rückschläge und ein Oszillieren zwischen den einzelnen Phasen die Regel sein werden. Die uneingeschränkte Akzeptanz und Integration, wie sie in der vierten Phase propagiert werden, können als Ideal verstanden werden, die im therapeutischen Prozess als Orientierungshilfe dienen und diesem eine Richtung geben.

Die Dynamik dieses Modells beinhaltet auch, dass ein Pendeln zwischen den Phasen, die nicht klar voneinander abgrenzbar sind, zu jedem therapeutischen Prozess, ja zu jeder Therapiestunde gehören. Für die Therapeuten stellt sich die herausfordernde Aufgabe, darauf zu achten, in welcher Phase der Patient sich befindet, ihm dort zu begegnen, ihn zu begleiten, zu unterstützen und zu erkennen, in welcher Erinnerungsfunktion der Patient seine besonderen Fähigkeiten entfalten kann. Es stellt sich zudem die Frage, ob eventuelle Irritationen im therapeutischen Prozess darauf zurückzuführen sein könnten, dass möglicherweise nicht erkannt wird, in welcher Phase sich der Patient befindet. Damit könnte das Risiko bestehen, seine wichtigen Ressourcen außer Acht zu lassen oder zu übersehen. Die Beobachtungen in der psychotherapeutischen Arbeit zeigen, dass es eine Hilfe ist, jene Formen der Erinnerungen zu beachten und zu fördern, die dem Patienten als Ressource zur Optimierung seines Selbstbildes und seines Selbstkonzeptes dienen können.

Wie im Lebensrückblick von Kast (2010) erhebt das Phasenmodell nicht den Anspruch auf die Vollständigkeit der Verarbeitung der Vergangenheit, sondern fokussiert einzelne bedeutsame konflikthafte Ereignisse im Leben der Patienten, die aufgrund schwächer werdender Abwehrmechanismen im Alter wieder aufbrechen können. Auch hier wird auf die Chronologie der Lebensabschnitte verzichtet, da die Tendenz beim chronologische Erinnern, sich auf schwierige Situationen zu konzentrieren, die Gefahr birgt, dass die Patientin in eine Opferrolle gerät und nur schwer wieder herausfindet. Wie bei den andern Modellen wird von einer Therapiedauer von zehn bis zwanzig Sitzungen ausgegangen. Das Konzept wurde nicht empirisch überprüft. Es entstand, wie erwähnt, aufgrund von wiederholten Erfahrungen und Beobachtungen in der Lebensrückblickstherapie mit älteren Menschen.

> **!** Das Phasenmodell ist eine Orientierungshilfe, um jene Formen der Erinnerungen zu erkennen und zu fördern, welche den Patienten als Ressource zur Optimierung und Stärkung ihres Selbstbildes und ihres Selbstkonzeptes dienen können.

Das Anliegen der alten Patienten in der Lebensrückblickstherapie

Patienten kommen mit Anliegen in die Therapie und äußern Wünsche. Es ist Aufgabe des Therapeuten zu entscheiden, wie diese in einer Lebensrückblickstherapie erfüllt werden können und ob sie realisierbar sind. Es ist allerdings zu bemerken, dass einige dieser Wünsche den Patienten manchmal erst im Laufe des therapeutischen Prozesses bewusst werden und sie diese kaum schon zu Beginn der Therapie äußern können. Zudem ist zu betonen, dass die Anliegen der Patienten nicht immer mit den in Kap. 5.6 beschriebenen therapeutischen Zielen deckungsgleich sind. Folgende therapeutische Ziele werden von den Patienten formuliert:

Symptomfreiheit: Symptomfreiheit ist der dringendste Wunsch, weil es die Symptome sind, die Leiden verursachen. Symptome können psychischer oder somatischer Natur sein. Es gilt allerdings zu beachten, dass Symptome nicht der Grund für das tieferliegende Leiden sind, sondern nur dessen sichtbares Zeichen. So ist Symptomfreiheit noch nicht unbedingt Heilung. Es gilt, den Patienten davon zu überzeugen, dass ein verschwundenes Symptom möglicherweise einem neuen Symptom weicht. Symptome sind aus psychodynamischer Sicht Lösungsversuche für einen zugrundeliegenden Konflikt. Allerdings ist dies dysfunktional, weil es Leiden verursacht. Aber möglicherweise ist es die einzige verfügbare Lösung, solange der Konflikt verdrängt ist. Es ist die Aufgabe des Therapeuten, den Patienten dahingehend zu unterstützen, dass dieser die Bedeutung seiner Symptome und den unbewussten Konflikt erkennen kann.

BEISPIEL

Rückkehr der Lebensfreude

Herr Friedrich S. erzählt: Er möchte, dass seine Lebensfreude zurückkehrt. Seit einiger Zeit leide er unter Antriebslosigkeit. Sein Leben sei so sinnlos geworden. Er möchte in der Therapie seine Lebensfreude so schnell wie möglich wiederfinden. So wie er sich jetzt fühle, sei das Leben nicht lebenswert. Seine erste Frage betrifft die Dauer der Therapie. Er sei allerdings nicht gewillt, jahrelang in Therapie zu kommen. Herr S. ist nicht daran interessiert, sein Leben zu reflektieren, mögliche Muster zu hinterfragen und unbewusste Konflikte zu bearbeiten. Er erwartet, dass ihm die Therapeutin möglichst schnell Vorschläge macht und ihm Strategien liefert.

Wunsch nach Verhaltensänderung: Ein weiteres Anliegen betrifft den Wunsch nach Verhaltensänderung. Dies ist ein Anliegen, das der Patientin sehr wohl bewusst ist. Dieser Wunsch ist nachvollziehbar, ist das Verhalten oftmals der Grund, der zum Leiden führt. Wie kann sie ihr dysfunktionales Verhalten ändern? Welche Fähigkeiten kann sie im Laufe einer Therapie entwickeln? Welche Hilfe kann sie dabei erwarten? Woran merkt sie, dass eine Verhaltensänderung stattgefunden hat?

BEISPIEL

Soziales Leben aktivieren

Frau Katharina F. erzählt: Sie sei einsam. Diese Einsamkeit sei oft so unerträglich und blockiere sie in einem Maße, dass sie nicht mehr fähig sei, etwas dagegen zu unternehmen. Sie habe jegliche sozialen Kontakte abgebrochen. Sie wisse zwar, dass das keine Lösung sei. Wenn sie niemanden mehr sehe, werde sie immer einsamer. In der Lebensrückblickstherapie erinnert sie sich, dass sie sich immer zurückgezogen hatte, wenn Probleme sie belasteten. Schon damals sei sie eine Einzelgängerin gewesen, nicht weil sie es so gewollt hätte, sondern aus Angst vor Zurückweisung. Durch die Erkenntnis des Zusammenhangs zwischen ihrem Verhalten in ihrer Jugend und dem aktuellen entwickelt sie den Mut, ihr soziales Leben wieder zu aktivieren.

Ordnung in das Leben bringen: Oftmals wünschen die Patienten, Ordnung in ihr aus dem Lot geratenes Leben zu bringen. Dies kann gelingen, wenn sie Unterstützung darin erhalten, aus bloßen Fakten ihre ureigene, lebendige Biografie zu gestalten. Die Therapeutin soll aufgrund ihres professionellen Könnens in der Lage sein, sie in diesem kreativen Akt wertschätzend, korrigierend und hinterfragend zu begleiten.

BEISPIEL

Ordnung in das Leben bringen

Herr Guido R. erzählt: Seit dem Tode seiner Frau vor drei Jahren sei das Leben aus dem Tritt geraten. Er finde sich nicht mehr zurecht. Er sei über fünfzig Jahre mit seiner Frau zusammen gewesen. Sie sei die Chefin im Haus gewesen, habe für die Familie gesorgt, die Kinder erzogen, die Aktivitäten organisiert und die sozialen Kontakte hergestellt. Er sei in der Familie nur ein Statist gewesen. Ihm sei das aber recht gewesen. So habe er ein sorgloses Leben führen und sich um seinen Beruf kümmern können. Aber jetzt, da er alleine sei, merke er, wie unselbstständig er sei. Er versinke im Chaos. Aber er glaube, dass das Chaos nicht nur äußerlich sei, sondern auch sein Leben betreffe. Er wisse nicht, was er noch wolle, was ihn freue, was er könne, wo seine Stärken seien, was alles falsch gelaufen sei. Er habe das Bedürfnis, Ordnung in sein Leben zu bringen. Es komme ihm vor, wie wenn er keine eigene Biografie hätte. Herr R. ließ sich auf eine Lebensrückblickstherapie ein, in der es ihm gelang, Ordnung in sein Leben zu bringen, eine emotionale Linie in seiner Biografie zu erkennen.

Dem Leben narrativ eine Gestalt geben: Sehr oft ist von Patienten zu hören, dass sie eigentlich gar nicht wüssten, was ihr Leben eigentlich ausmacht. Erinnerungen versinken im Dunklen und verunmöglichen es, dem Leben eine biografische Gestalt zu geben. Dieses Anliegen soll den Patienten bewusst werden, sodass sie mittels narrativer Kompetenz die Möglichkeit erhalten, ihre biografische Kompetenz zu entwickeln und somit ihrem Leben narrativ eine Gestalt zu geben.

BEISPIEL

Narrative Kompetenz entwickeln

Frau Sylvia P. (90 Jahre) erzählt: Sie habe das Gefühl, ihr Leben sei chaotisch. Es werde ihr alles zu viel. Sehr oft schaue sie auf ihr Leben zurück und frage sich, ob wirklich sie all das erlebt habe. Manchmal meine sie, ihr Leben gehe sie gar nichts an, es fühle sich fremd an. Sie wisse auch nicht mehr, wann was passiert sei. Sie habe das Bedürfnis, ihr Leben „auf die Reihe zu kriegen“ und eine Ordnung hinein zu bringen. Ihre Berichte in der Therapie waren anfänglich sehr chaotisch, ungeordnet, nicht immer nachvollziehbar. Die Therapeutin unterstützte sie in der Entwicklung ihrer narrativen Kompetenz, die schließlich dazu führte, dass sie ihrem Leben eine biografisch-narrative, nachvollziehbare Gestalt zu geben vermochte.

Zusammenhänge entdecken: Immer wieder begegnet man Patienten, deren Leben aus unverbundenen Anekdoten zu bestehen scheint. Sie stehen unverbunden in einer unzusammenhängenden Biografie. Die Zusammenhänge, welche zwischen diesen Ereignissen bestehen, gilt es zu entdecken, und damit ein besseres Verständnis für das eigene Leben, für vergangenes Handeln zu entwickeln. Es ist die Aufgabe der Therapeutin, den Patienten zu befähigen, Verknüpfungen zwischen den Ereignissen herzustellen.

BEISPIEL

Verknüpfung von Ereignissen

Peter N., dessen Lebensbericht aus lauter Anekdoten über seine musikalischen Erfolge zu bestehen scheint, erkennt erst im Laufe der selbstreflexiven Auseinandersetzung mit seiner Biografie die Bedeutung dieser Ereignisse für sein Selbstbild und sein Selbstkonzept. Er erkennt sie als Potenzial zur Gestaltung seines Lebens, das durch eine chronische Erkrankung beeinträchtigt worden ist, und kann sie zur Verbesserung seiner Lebensqualität nutzen. Durch die Verknüpfungen zwischen den Ereignissen gewinnt er die Gewissheit, noch immer über viele Fähigkeiten zu verfügen. Diese Erkenntnis trägt zur Bewältigung seiner schwierigen Lebenssituation bei.

Das Leben in einem neuen Licht sehen: Der Blick älterer Menschen auf ihr Leben ist oft getrübt durch aktuelle belastende Situationen, sodass sie das Gefühl haben, ihr Leben hätte nur aus Plagen, Kampf und Arbeit bestanden. „Das kann doch nicht alles gewesen sein!" Der Rückblick, das Hinterfragen dessen, was gewesen ist, kann ihnen helfen, ihr Leben in einem neuen Licht zu sehen und es positiver zu beurteilen.

BEISPIEL

Das Gute im Leben wahrnehmen

Frau Anna B. erzählt: Sie leide unter depressiven Symptomen. Sie meint, ihr Leben sei nicht schön gewesen. Sie fühle sich so leer. Sie habe viele Schicksalsschläge erlebt. Nun sei sie alt und erschöpft und frage sich, ob das alles gewesen sei. Ob ihr das Leben nicht noch etwas schuldig geblieben sei. So sehe sie keinen Sinn mehr im Leben. Ihr Leben sei verpfuscht. Es brauchte einige Überzeugungsarbeit der Therapeutin, bis sich die Patientin daran wagte, auf ihr Leben zurückzuschauen. Die Schicksalsschläge ließen sich, wie alles in der Vergangenheit, nicht mehr rückgängig machen. Sie hatte nie wirklich über den Tod ihres Kindes und jenen ihres frühverstorbenen Mannes getrauert. Sie habe danach nur noch funktioniert. Mit behutsamer Begleitung gelang es ihr, die Trauer und die Wut zuzulassen. Sie verspürte darauf Erleichterung, Befreiung und eine große, bis dahin verschüttete Zärtlichkeit. Sie hatte wieder Zugang zu ihren Gefühlen. Das führte dazu, dass sie auch das Gute in ihrem Leben wieder wahrnehmen konnte.

Selbstreflexion: Oft haben die Patienten einen gestörten Bezug zu sich selber. „Wer bin ich eigentlich?“, lautet die philosophische Frage. Dieses Anliegen tragen sie in die Therapie und möchten dafür eine Antwort finden. Sie sehen die Selbstreflexion als einen Weg zur Selbsterkenntnis.

BEISPIEL

Selbsterkenntnis

Frau Renate K., eine sehr gebildete, philosophisch interessierte 80-jährige Frau, berichtet, sie leide am Dasein. Es seien philosophische Fragen, die sie umtrieben. Sie denke täglich an den Tod. Und nun frage sie sich, was der Sinn ihres Lebens sei. Sie finde keine Antwort auf die Frage: Wer bin ich? Sie habe den Anspruch, diese Frage widerspruchsfrei beantworten zu können. Erst dann könne sie getrost von dieser Welt gehen.

Einsicht in die Unabänderlichkeit der Vergangenheit: Auch wenn dies schmerzhaft sein kann, ist die Einsicht und die Versöhnung mit der Unabänderlichkeit der Vergangenheit ein Anliegen vieler Patienten. Dieses neue Verständnis der Vergangenheit wird oft als Entlastung erlebt und eröffnet Möglichkeiten, die Gegenwart und deren Herausforderungen zu fokussieren.

BEISPIEL

Versöhnung mit der Vergangenheit

Frau Ursula Z. suchte auf Wunsch ihrer besorgten Tochter die Therapeutin auf. Sie komme einfach nicht über den Suizid ihres 34-jährigen Sohnes vor drei Jahren hinweg. Sie mache sich Vorwürfe, sie sei eine schlechte Mutter gewesen. Ständig frage sie sich, was sie hätte tun können, um diese Tragödie zu verhindern. Sie fühle sich dafür verantwortlich. Es treibe sie beinahe in den Wahnsinn, dass dieser Tod nicht rückgängig gemacht werden kann. Im Lebensrückblick gelang es ihr, ihre Rolle als Mutter zu hinterfragen. Sie erkannte, dass der Entschluss ihres Sohnes, sein Leben zu beenden, letztlich in seiner Verantwortung lag. Diese Erkenntnis ermöglichte ihr, sich von ihrer Verantwortlichkeit zu lösen, und ihrer bis anhin nicht zugelassenen Wut über den Tod ihres Sohnes Raum zu geben. Sie erlebte dies als Befreiung und konnte einen wichtigen Schritt im Versöhnungsprozess gehen. Sie erkannte, dass die Scham, die Mutter eines Suizidenten zu sein, sie psychisch in einem Maße belastet hatte, dass es ihr nicht mehr möglich war, Lebensfreude zu empfinden und ihre familiären und sozialen Kontakte zu pflegen.

Wünsche nach rascher Veränderung sind verständlich. Oftmals drängt es ältere Menschen, angesichts der Nähe zum Tod, Konflikthaftes aufzuarbeiten und Schuldhaftes wiedergutzumachen. Und dies soll möglichst schnell geschehen. Dieser Wunsch speist sich aus der Angst, nicht mehr genügend Zeit zur Verfügung zu haben. Trotzdem ist es wichtig, den Patienten deutlich zu kommunizieren, dass Therapie keine „Instant-Methode“ ist, die Leiden wegzaubern kann. Der Wunsch nach Effizienz und rascher Heilung ist in einer psychodynamisch orientierten Therapie nicht realisierbar, da hinter den vordergründigen Symptomen verdrängte Konflikte lauern, die gelöst werden müssen. Dies empfinden die Patienten oft als Zumutung, da die Verdrängung für sie die einfachere Lösung ist. Patienten ist es nicht bewusst, dass Heilung nur durch eigene psychische Arbeit, Engagement und Bereitschaft zur Übernahme von Selbstverantwortung möglich ist. Eine Heilung allerdings, bei der sie begleitet, ermuntert und unterstützt werden. Es ist die Aufgabe der Therapeuten, dem Patienten klar zu machen, dass auch schmerzhafte Erfahrungen und Trauerarbeit zum therapeutischen Prozess des Lebensrückblicks gehören. Es ist zudem auch die Aufgabe der Therapeuten, wahrzunehmen, welche Anliegen der Patienten am dringendsten sind, um letztlich ihre Lebensqualität wieder herzustellen und zu sichern.

> **!** Der Wunsch nach rascher Heilung ist in einer psychodynamisch orientierten Lebensrückblickstherapie nicht realisierbar, da hinter vordergründigen Symptomen verdrängte Konflikte lauern, die gelöst werden müssen.

Die Rollenverteilung in der Lebensrückblickstherapie

Die Rolle des Therapeuten

Anders als in klassischen psychodynamischen Therapieformen hat die Abstinenz in der Lebensrückblickstherapie einen anderen Stellenwert. Der Schwerpunkt liegt vielmehr auf dem interaktionellen Aspekt. Einen Grund dafür sehe ich im Postulat von Martin Buber, dass der Mensch erst am DU zum ICH werden kann. Immer wieder kann festgestellt werden, dass bei vielen älteren Menschen eine Depression im Zusammenhang mit ihrer Vereinsamung steht. Bedingt durch den Verlust des Partners oder der Partnerin, nahestehender Personen oder des sozialen Netzes fehlt den leidenden älteren Menschen ein Gegenüber, ein DU, an dem sie wieder zum ICH werden können, an dem sie ihr ICH aufrechterhalten und weiterentwickeln können. „Was mir am meisten fehlt, ist jemand, mit dem ich reden könnte, mit dem ich Freud und Leid teilen kann, bei dem ich Rat holen kann.", ist eine oft gehörte und nachvollziehbare Klage. Deshalb ist es wichtig, dass das therapeutische Gegenüber sich als ein DU zur Verfügung stellt, an dem das ICH der hilfesuchenden Person sich orientieren kann. Eine Möglichkeit, die Rolle dieses DU anzubieten, kann in einem interaktionellen Geschehen liegen. Dabei soll nicht vergessen werden, dass auch für den Therapeuten der Patient ein DU ist, an welchem der Therapeut zum ICH werden kann. Es soll damit klar gemacht werden, dass Veränderung nicht nur beim Patienten geschieht, sondern auch beim Therapeuten.

Ein weiterer Aspekt der Rolle des Therapeuten liegt in seiner nicht wertenden Haltung. Dies setzt eine Offenheit gegenüber Themen, die der Patient in die Therapie bringt, voraus. Zweifel an den Schilderungen des Patienten sind unangebracht. Der Therapeut muss sich bewusst sein, dass Erinnerungen verzerrt sein können, weil sie der subjektiven Wahrheit des Erinnernden entsprechen und stets im Dienste der Aufrechterhaltung des Selbstbildes und des Selbstwertes stehen. Oft geschieht dies unbewusst. Es geht dem Patienten nicht darum, die Unwahrheit zu sagen. Die Therapeutin soll vielmehr den Patienten darin unterstützen, seine *narrative Kompetenz* (Kap. 2.3) zu entwickeln, ihn auf der Suche nach seinen Ressourcen zu begleiten und seine Resilienz zu stärken. Es geht jedoch nicht nur um die Suche nach Ressourcen. Im Vordergrund steht die Aufgabe, ihn zu ermutigen, dem eigenen Leben eine Gestalt zu geben, damit Fakten, die dem Leben eine Struktur verliehen, mit Leben gefüllt und somit zu einer Biografie, zu Lebenserfahrungen werden können. Es geht dabei um die Begleitung bei der Entwicklung der *biografischen Kompetenz*. Es ist zudem anzuerkennen, dass dies ein langer Prozess ist, der niemals abgeschlossen ist.

Der Aspekt der Asymmetrie zwischen Therapeut und Patient bleibt auch in der Lebensrückblickstherapie bestehen. Es ist jedoch wichtig, sich dessen gewahr zu sein, dass es sich um ein Beziehungsgeschehen handelt und dieses die Einstellung der Therapeutin mitbestimmt. Sie verlangt von ihr eine achtsame, respektvolle, würdigende Haltung, die, im Unterschied zur klassischen Psychoanalyse, den dialogischen Aspekt mit einbezieht.

Eine weitere Rolle des Therapeuten kann darin bestehen, die Funktion eines Hilfs-Ichs zu übernehmen, wenn es dem Patienten nicht möglich ist, für seine Anliegen und seine Nöte die adäquaten Worte zu finden. Es kommt vor, dass Patienten den Zugang zu ihren Gefühlen verloren haben. Dem Therapeuten kommt dann die Aufgabe zu, mittels Nachfrage, diesen Zugang wieder herzustellen: „Ich stelle mir vor, dass dieses Ereignis für Sie sehr traurig war", oder: „Mich hätte das Verhalten Ihres Partners sehr wütend gemacht."

Der Grund für die Unfähigkeit des Patienten, adäquate Worte oder Gefühle zu finden, kann darin liegen, dass Scham- oder Schuldgefühle ihnen den Zugang verwehren.

Nicht zuletzt soll erwähnt werden, dass eine weitere wichtige Aufgabe der Therapeuten eine von Demut geprägte Haltung den älteren Patienten gegenüber ist. Welche jüngeren Therapeuten können nachfühlen, wie sich das Alter anfühlt? Zu behaupten, es zu wissen, ist eine Anmaßung. Es ist deshalb unabdingbar, dass der Therapeut seine Altersbilder immer wieder überdenkt.

Die Rolle des Therapeuten in der Lebensrückblickstherapie

- Angebot eines DU, an dem der Patient wieder zum ICH werden kann,
- Offenheit und wertschätzende Haltung gegenüber Themen des Patienten,
- Förderung der Selbstreflexion des Patienten,
- Übernahme der Rolle eines Hilfs-Ichs,
- Hilfestellung beim Wiederfinden der Sprache zur Beschreibung von Emotionen,
- Hilfe beim Wiederfinden verborgener Ressourcen,
- Demut.

Damit der Therapeut seiner Rolle gerecht werden kann, muss er über einige wichtige Fähigkeiten verfügen. So ist ein wertschätzendes Zuhören zentrale Bedingung. Es fällt manchen Patienten schwer, von sich zu erzählen. Er braucht das Gefühl, sicher, geschützt und nicht ausgeliefert zu sein. Nur auf dieser vertrauensbildenden Basis wird es möglich, eine tragfähige und stabile therapeutische Beziehung herzustellen, die es dem Patienten erlaubt, sich zu öffnen und akzeptiert zu fühlen, damit er die Auseinandersetzung mit Konflikten und dysfunktionalen Beziehungserfahrungen und die Entfaltung seiner Lebensgeschichte wagen kann. Es ist nicht die Rolle des Therapeuten, das Leben des Patienten neu zu gestalten. Vielmehr soll er anerkennen, dass der Patient der Experte seines Lebens ist. Hingegen ist es die Aufgabe des Therapeuten, die Ressourcen des Patienten zu erkennen und ihm bei der Suche nach seinen verborgenen oder verloren gegangenen Stärken wertschätzend beizustehen.

> *„Die therapeutische Beziehung soll dazu beitragen, dass im Prozess des Erlebens und Reflektierens inneres Gleichgewicht wiederhergestellt und in Begleitung eines Gegenübers ein Zuwachs an innerer Freiheit erfahren werden kann." (Boothe 2001, S. 200)*

Es ist ebenfalls die diagnostische Aufgabe des Therapeuten, in Anlehnung an das Phasenmodell von Erinnerungsfunktionen (Kap. 5.4) zu erkennen, welche der Erinnerungsfunktionen der Patient einsetzt, um seiner Biografie eine selbstwertstützende und –erhaltende Gestalt zu geben. In diesem Sinne werden von Patienten auch evasive und obsessive Erinnerungsfunktionen eingesetzt. Diese sind jedoch, wie beschrieben, dysfunktional und können deshalb selbstwertschädigend wirken. Dies soll rechtzeitig erkannt werden. Zudem soll der Therapeut fähig sein, auf dem Hintergrund der Kenntnisse psychodynamischer Theorien, nicht nur der Gegenübertragung, sondern auch seiner eigenen Übertragung Beachtung zu schenken. So ist es nicht nur seine Aufgabe, Konflikte des Patienten zu erkennen, sondern auch eigene mögliche Schuld- und Schamproblematiken zu erkennen und zu überdenken.

Fähigkeiten des Therapeuten

- Wertschätzendes Zuhören,
- Schutz,
- Vertrauensbildung zur Herstellung einer tragfähigen Beziehung,
- Anerkennung, dass der Patient Experte seines Lebens ist,
- Erkennen der Ressourcen der Patientin,
- Erkennen wiederkehrender Muster,
- Erkennen, welche Erinnerungsfunktionen der Patient einsetzt, um seine Biografie kompetent zu gestalten, um letztlich sein Selbstbild zu schützen und zu erhalten,
- Erkennen von Konflikten,
- Erkennen der möglicherweise verborgenen Schuld- und Schamproblematik,
- Erkennen von Übertragung und Gegenübertragung.

BEISPIEL

Interaktionelle, dialogisch therapeutische Intervention

Frau Ella J. berichtet vom Tod ihres Kleinkindes, der sie an den Rand ihrer psychischen Kräfte gebracht hat und von dem sie sich lange nicht hat erholen können. Ihr Angebot, der Therapeutin das Bild ihres Kindes zu zeigen, wird von dieser angenommen. Das Bild wird kommentiert: „Ist das ein schönes Kind! Ich verstehe, dass der Tod Ihres Kindes für Sie furchtbar gewesen sein muss. Gab es Menschen in Ihrer Familie, die Sie unterstützt haben und die Ihnen helfen konnten?"

Das Eingehen der Therapeutin auf ein wichtiges Anliegen der Patientin hat deren Vertrauen zur Therapeutin gestärkt und ihr im weiteren Verlauf die Möglichkeit gegeben, ein schwieriges, möglicherweise schuldbehaftetes Thema zur Sprache zu bringen:

BEISPIEL

„Wissen Sie, ich glaube, wir haben damals einen Fehler gemacht, als wir unserem nächsten Sohn den Namen unseres ersten Kindes gegeben haben. Wir wollten unseren S., diesen sonnigen Goldschatz, zurück. Aber W. war ein schwieriges Kind, trotzig und verschlossen, vielleicht weil wir ihm immer das Gefühl gegeben haben, dass er der Ersatz für seinen toten Bruder war. So konnte er nie er selber sein. Wir haben ihn immer verglichen. Heute tut mir das unendlich leid. Wir haben ihm so unrecht getan."

Auf der Basis des Vertrauens kann die Patientin ihre Schuld eingestehen und anerkennen.

Die Rolle des Patienten

Entscheidend für den Erfolg einer Lebensrückblickstherapie ist, wie in anderen Therapieformen, die Motivation des Patienten. Kommt ein Patient nur, weil seine Angehörigen es wünschen, wird es schwierig, eine tragfähige therapeutische Beziehung aufzubauen. Der unmotivierte Patient ist in diesem Fall kaum fähig, Vertrauen zur Therapeutin zu entwickeln, und auch nicht bereit, etwas von seiner Biografie preiszugeben.

Die Patientin ist die Hilfesuchende. Ihr möglicherweise unbewusstes Anliegen ist es, ihren Erinnerungen eine biografische Gestalt zu geben, um besser zu verstehen, wo ihre Nöte, ihre Leiden ihren Ursprung haben. Durch die Würdigung des Lebens der Patientin durch den Therapeuten kann diese die Gewissheit gewinnen, dass sie die Expertin ihres Lebens und die Autorin ihrer Biografie ist. Dadurch wird sie befähigt, die Verantwortung für ihr Leben zu übernehmen und sich nicht ausschließlich als Opfer der Umstände zu sehen. Ebenfalls von Bedeutung ist die Einsicht, dass sich die Vergangenheit nicht mehr verändern lässt. Der Gewinn ist, dass eine neue Sicht auf vergangene Ereignisse und somit deren Neu-Bewertung möglich wird.

BEISPIEL

Ein neuer Blick auf das gelebte Leben

Frau Frieda Z. erzählt: „Ich habe immer gemeint, mein Leben sei nichts Besonderes. Ich habe vor allem schwere Zeiten erlebt. Meine Ehe war eine einzige Katastrophe und als alleinerziehende Mutter lebte ich mit meinen Kindern immer an der Armutsgrenze. Aber darüber habe ich nie mit jemandem gesprochen. Ich habe mich so geschämt. Ich hatte immer das Gefühl, mein Leben sei ein Scherbenhaufen. Aber jetzt, da ich es gewagt habe, auf mein Leben zurückzuschauen und davon zu erzählen, bin ich überwältigt. Ja, ich kann sagen, ich bin stolz auf all das, was ich erreicht habe, und auf das, was mir gelungen ist. Ich hätte nie gedacht, dass ich mein Leben einmal positiv sehen könnte. Das tut so gut. Und jetzt kann ich sagen: Es war, trotz allem, ein gutes Leben. Heute weiß ich, dass das, was geschehen ist, nicht rückgängig gemacht werden kann. Aber ich bin so weit, dass ich das Schwere gar nicht mehr missen möchte. Ich habe viel daraus gelernt."

Die Rolle des Patienten

- Die Motivation, auf das eigene Leben zurückzuschauen,
- die Fähigkeit zur Selbstreflexion,
- die Bereitschaft, dem Leben erinnernd eine Gestalt zu geben,
- Experte und Autor der eigenen Biografie zu sein,
- Übernahme der Verantwortung für die eigene Biografie,
- Gewinnung der Einsicht, dass sich die Vergangenheit nicht verändern sondern nur neu deuten lässt.

Wie es der Lyriker T. S. Eliot formuliert, muss die Vergangenheit verstanden werden, um sie neu deuten zu können. Die Patienten sollen ermutigt werden, mit Hilfe therapeutischer Unterstützung, zur Einsicht zu gelangen, dass eine Neu-Deutung, eine Neu-Bewertung der Vergangenheit und damit des gelebten Lebens jederzeit möglich ist.

5.5 Produktive Erinnerungsformen im therapeutischen Prozess des Phasenmodells

Wie in (Kap. 2.2.) beschrieben, konnten in diversen Studien ressourcenorientierte Funktionen des Erinnerns nachgewiesen werden. Dazu zählen die narrativen, instrumentellen, transmissiven und integrativen Erinnerungsformen. Mit dem Phasenmodell, erläutert in Kap. 5.4, Tab. 2, wurde eine Methode auf der Basis dieser produktiven Erinnerungsfunktionen für die Psychotherapie mit älteren Menschen entwickelt (Grimm, 2012). Die Begleitung des Patienten auf dem Weg von dysfunktionalen Erinnerungsformen, wie sie oft zu Beginn der Therapie festzustellen sind, hin zu ressourcenorientierten Formen, ist ein wichtiger Aspekt des therapeutischen Prozesses.

Angesichts psychischer Beeinträchtigungen und psycho-sozialer Nöte älterer Patienten, muss ihnen Beziehung angeboten werden. Ein solches Angebot kann beispielsweise sein, den Mut des Leidenden, Hilfe in Anspruch zu nehmen, als Stärke zu würdigen. Es gilt, wie erwähnt, mit ihnen eine Sprache zu finden, die ihre Situation, ihr Leben, ihr Leiden widerspiegelt. Boothe (2001, S. 99) betont wiederholt, dass zur psychotherapeutischen Beziehungsarbeit „der Aufbau narrativer Fähigkeiten“ gehört. Dies gilt auch für die Lebensrückblickstherapie.

Beziehungsgestaltung als wichtige Unterkategorie der narrativen Erinnerungsfunktion eignet sich in besonderem Maße, dem Patienten ein Beziehungsangebot zu machen und eine Vertrauensbasis zu bilden, die unabdingbar ist, damit Menschen es wagen können, ihre ureigene, einmalige Geschichte einem Gegenüber anzuvertrauen. Es muss ihnen das Gefühl vermittelt werden, dass diese Lebensgeschichte einen Reichtum an Ereignissen birgt, aus dem mit biografischer Kompetenz Erfahrungen gewonnen werden können. Mit der therapeutischen Haltung der Achtsamkeit, des Nicht-Wertens und des engagierten Gegenübers kann der Patient seine Selbstachtung wieder gewinnen, seinen Selbstwert stärken und sein Leben neu bewerten. Diese Haltung soll jedoch keinesfalls als Beschönigung der evasiven Erinnerungsform verstanden werden. Vielmehr sollte das, was dem Patienten zugemutet werden kann, im Fokus der Einschätzung des Zustandes des Patienten bleiben. Es kann jedoch sein, dass Patienten aus Gründen des Selbstschutzes zur evasiven Funktion greifen. Dies sollte erkannt, jedoch anfänglich nicht in Frage gestellt werden. Möglicherweise zeigt sich darin ein unbewusster Versuch des Patienten, die Tragfähigkeit der Beziehung zur Therapeutin zu prüfen.

In den Therapien zeigt es sich immer wieder, dass Erinnerungsfunktionen nicht losgelöst voneinander auftreten. Sie stehen vielmehr in enger Verbindung zueinander und gehen ineinander über. Die Erinnerungsfunktionen bilden den theoretischen Hintergrund, an dem sich der Therapeut, wie erwähnt, orientieren und den er als diagnostisches Hilfsmittel einsetzen kann. Aber geht man davon aus, dass im höheren Lebensalter dem Erhalt oder der Wiederherstellung der Beziehungsfähigkeit, sei es jene zu anderen, zur Welt, nicht zuletzt zu sich selbst, eine heilende Wirkung zugeschrieben werden kann, sollte der narrativen Erinnerungsform eine besondere Beachtung zukommen. Dem Patienten die Gewissheit zu vermitteln, dass uns seine Geschichte interessiert, uns berührt, kann für ihn eine Brücke sein, Belastendes auszusprechen, Schwieriges zu wagen. Von einem interessierten Gegenüber anerkannt und gewürdigt zu werden, verhilft dem Patienten zur Erfahrung seiner *Selbstwirksamkeit*, die anerkanntermaßen zur *Stärkung des Selbstbildes*, einer weiteren Unterkategorie der *narrativen* Funktion, beiträgt. Erst auf der Basis des Vertrauens kann schließlich ein *integrativer* Prozess angestrebt werden.

Die Bedeutung des kommunikativen Aspekts der narrativen Erinnerungsfunktion ist ebenfalls einleuchtend. Geht man in der Literatur von der heilenden Kraft des Erzählens aus (Kap. 2.3) (Rosenthal, 1995, Boothe, 2003b, Lucius-Hoene, 2004), liegt es auf der Hand, dass die kommunikative Funktion des Erinnerns und des Erzählens darauf ausgerichtet ist, Leiden zu lindern. Erzählen entlastet und befreit vom Leidensdruck. Indem es mit einem nicht wertenden Zuhörer geteilt werden kann, werden eine Neubewertung von lebensgeschichtlichen Ereignissen und eine selbstwertoptimierende Sicht auf das vergangene Geschehen möglich.

Kann es für einen älteren Menschen etwas Kränkenderes geben, als wenn seine Werte keinen Anklang finden, wenn diese als veraltet, obsolet und sinnlos belächelt werden? Die Destabilisierung des Selbstbildes kann die Folge sein. Hingegen gibt es wohl kaum etwas Bewegenderes, als die Erfahrung, dass die eigenen Werte bei einem engagierten und interessierten Gegenüber auf Anerkennung und Würdigung stoßen. Diese Erfahrung ist im *transmissiven* Erinnern möglich. Die Reflexion der Bedeutung dieser Werte für das eigene Leben gibt Orientierung in einer Lebensphase, die Sinn-Verlust bergen kann. Zudem bilden die Werte der alten Menschen in einer Zeit, die geprägt ist von Schnelllebigkeit, von Unverbindlichkeit und einer gewissen Wertebeliebigkeit, einen großen Reichtum, einen Schatz an Erfahrung, an Leben. An diesem Reichtum können die Jungen ihre eigenen Werte orientieren, weil sie auch ein Teil ihrer eigenen, wenn auch unbewussten, Geschichte sein können. Sie haben dadurch die Möglichkeit, sie in ihre Wertvorstellungen zu übernehmen. Enkel haben dadurch Anteil am Leben ihrer Großeltern. Es geht jedoch nicht nur um moralische, ethische, religiöse oder soziale Werte, sondern auch um die Weitergabe von Traditionen, von kulturellen und sozialen Errungenschaften, die für den Erinnernden bedeutsam und sinnstiftend für sein Leben sind. Es geht um die

Anerkennung eines wertvollen Erbes, das von älteren Menschen hinterlassen wird.

Eine ebenfalls große Bedeutung kommt dem *instrumentellen* Erinnern zu, da das Alter, nebst den positiven Aspekten, auch nicht zu übersehende Defizite mit sich bringt. Wie erwähnt, kann der Verlust von Aufgaben, von Kompetenzen und Fähigkeiten zu depressiven Störungen führen. Ältere Menschen fühlen sich dann nutzlos. Sie darin zu bestärken, dass die Erinnerungen ihnen die Möglichkeit bieten, Fähigkeiten wieder zu finden und diese zur Bewältigung aktueller Probleme und zur Lösung von Konflikten zu reaktivieren. Auch wenn im Alter nicht mehr die gleichen Ressourcen zur Verfügung stehen wie in jüngeren Jahren, so können nicht mehr adäquate Fähigkeiten angepasst und immer noch neue entdeckt werden. Verfügte eine Person im mittleren Erwachsenenalter über soziale Kompetenzen, gibt es keinen Grund, diese im Alter nicht mehr einzusetzen.

Die anspruchsvollste Phase ist das *integrative* Erinnern. Diese Phase wird kaum in einem linearen Prozess erreicht. Es geht auch nicht darum, dass der Therapeut den Patienten dazu drängt, sein Leben mit all seinen Facetten klaglos und dankbar zu akzeptieren. Es ist ein Prozess der kleinen Schritte, der oftmals von Rückschlägen gezeichnet ist. In dieser Phase geht es um die Akzeptanz der eigenen Vergangenheit, um die Bilanzierung des Lebens, um dessen Beurteilung und Neu-Bewertung und schließlich um eine versöhnliche Sicht auf das eigene Leben und damit auf das eigene Selbst. Dazu gehört auch die Akzeptanz dessen, was als Belastung erfahren worden war. Dass dieses Ziel nur schrittweise erreicht werden kann, soll anerkannt werden. Ist das möglich, hat die Lebensrückblickstherapie ihr Ziel erreicht. Die folgenden Fallbeispiele sollen den möglichen therapeutischen Prozess im Phasenmodell aufzeigen.

Integration eigenen Verhaltens in die Biografie: Frau Friederike R.

Frau Frederike R. (89 Jahre) wünscht eine Therapie aufgrund depressiver Symptome. Grund für ihre Depression sei der Bruch mit einem langjährigen Freund, der ihr zu verstehen gegeben habe, dass er keinen Kontakt mehr wünsche.

Frau R., die weder Familienangehörige noch Freunde hat, die alleine lebt und deshalb zunehmend vereinsamt, ist am Boden zerstört. Ein Merkmal dieser Depression ist die Tatsache, dass die Patientin zu Beginn der Therapie jede Stunde mit *obsessiven* Erinnerungen beginnt. Sie grübelt ständig über unangenehme, belastende Ereignisse ihres aktuellen Lebens, das sie am liebsten beenden würde, hätte sie nur den Mut dazu. Sie kann einfach nicht verstehen, weshalb der Freund sie nicht mehr sehen wolle. Sie spüre einen großen Schmerz, der ihr beinahe das

Herz zerreiße. Sie empfinde aber auch eine unsägliche Wut auf den „Treulosen". Sie weist jede Aufmunterung meinerseits, den Freund nach dem Grund seines kränkenden Verhaltens zu fragen, empört von sich. Das Bild des Freundes wird immer düsterer, er wird als „unbarmherziges Monster" dargestellt. „Es geht mir miserabel. Auch Sie werden mir nie helfen können. Es hat alles keinen Sinn mehr", ist jeweils ihr erster Satz nach der Begrüßung. Sie klagt jedes Mal, sie habe kein Selbstvertrauen mehr, sie habe niemanden, mit dem sie sprechen könne, sie sei mutterseelenallein. Die gemeinsame Suche nach möglichen psychischen Ressourcen schlägt fehl, scheint sogar das Gegenteil zu bewirken.

Viele Stunden sind von dieser trüben Stimmung geprägt und wirken für mich als Therapeutin oft ansteckend und lähmend. Frau R. verharrt im *obsessiven* Erinnern, sodass ich in der Gegenübertragung oftmals Ärger verspüre. Trotzdem betont die Patientin jeweils ungefragt, sie komme gern hierher. Hier sei es ruhig, hier fühle sie sich sicher. Aber sobald sie auf ihre aktuelle Lebenssituation angesprochen wird, verfällt sie ins Klagen und Grübeln. Ihre Stimmung hellt sich nur auf, wenn sie von früher zu erzählen beginnt. Frau R. ist im Osten Deutschlands in schwierigen Familienverhältnissen aufgewachsen. Sie war die zweitälteste von vier Geschwistern. Ihr um ein Jahr älterer Bruder ist vor vielen Jahren gestorben. Zwei ihrer Geschwister, ein Bruder und eine Schwester, sind im Kleinkindalter gestorben. Die Mutter habe diese Verluste nicht verkraften können und sei aufgrund schwerer Depressionen wiederholt in Kliniken gewesen. Sie habe die Mutter, die ihre Kinder ängstlich überbehütet habe, immer traurig erlebt. Sie, Frau R., sei schon als Kind eine Einzelgängerin gewesen. Sie habe sehr an ihrem Vater gehangen. Die Familie sei gegen Ende des Krieges geflohen und auf der Flucht auseinander gerissen worden. Nach langen Irrwegen hätten sie in einer westdeutschen Stadt wieder zusammengefunden. Aber kurz darauf sei der Vater unerwartet gestorben. Das Zusammenleben mit der Mutter sei von da an schwierig geworden, da sie das Leben ihrer Kinder in einem Maße kontrolliert habe, dass Frau R. nur noch der Wegzug ins Ausland übrig geblieben sei. Dort habe sie sich sehr gut eingelebt und ein schönes Leben gehabt. Geheiratet habe sie nie. Sie habe nie das Bedürfnis nach einer Familie gehabt. Abends vor dem Einschlafen denke sie an vergangene Zeiten, und das seien die besten Stunden im Tag.

Auffallend ist dabei, dass ihre Erzählungen meist Erlebnisse aus der Kriegszeit zum Inhalt haben. Aber anstatt, dass sie von schwierigen, traumatischen Erfahrungen berichtet, hat Frau R. die Tendenz, diese Zeit zu verklären. Sie hätten im Osten Deutschlands wenig vom Krieg gespürt. Das sei für sie eine sehr friedliche Zeit gewesen. Sie sehne sich danach, wieder in ihre geliebte Stadt S. zurückzukehren, auch wenn sie wisse, dass dies unrealistisch sei, da ihr die Kraft für eine solch weite Reise fehle. Sie habe nun auch niemanden mehr, der sie begleiten könne. Erinnerungen an Bombenangriffe während ihres Kriegshilfsdienstes schmückt sie mit humoristischen Einlagen aus. Beinahe verschmitzt schildert sie, wie es ihr immer wieder gelungen sei, ihre Vorgesetzten zu ihrem eigenen Vorteil hinters Licht zu führen. Ihr Sinn für Humor, der oft, trotz der depressiven Berichte, durchdringt, kann als instrumentelle Ressource gewertet werden. Humor scheint für sie eine Überlebensstrategie in einer düsteren, zerstörerischen Zeit gewesen zu sein. Viele ihrer frühen Erinnerungen scheinen jedoch verklärt und sind vermutlich verzerrt. Die Verklärung hat eine evasive Funktion, um so der für sie unerträglichen aktuellen Lebenssituation entfliehen zu können. Die beiden, von Coleman (1997) als dysfunktional bezeichneten Erinnerungsfunktionen (Kap. 2.2) – sowohl die obsessiven als auch die evasiven – verhindern in der Therapie lange Zeit die Selbstreflexion von Frau R. Sie sieht sich ausschließlich als Opfer eines unverzeihlichen Verrates.

Sehr lange ist sie nicht in der Lage, ihr eigenes Verhalten, das zum Bruch mit dem „treulosen" Freund geführt haben könnte, zu reflektieren. Empört weist sie einen möglichen eigenen Anteil an der verfahrenen Situation von sich. Sie bleibt im Opfer-Täter-Schema verhaftet. Dies scheint ihrem Selbstbild zu entsprechen, das sie nicht bereit ist, in Frage zu stellen. Eine Versöhnung scheint unmöglich. So geht es vorerst darum, eine tragfähige Beziehung aufzubauen. Die Patientin zeigt sich dankbar, dass ein Gegenüber ihr, ohne zu werten, zuhört. Dass die Beziehung gelingt, äußert sich in der wiederholten Aussage von Frau R., „die Therapie tut mir gut, auch wenn sie nicht nützt". Auch bei dieser Bemerkung blitzt ihr Humor auf, ist sie sich doch der Widersprüchlichkeit der Aussage bewusst. Mich zum Lachen zu bringen ist für sie eine Möglichkeit der Beziehungsgestaltung. Dies kann sowohl, wie erwähnt, als *instrumentelle* Ressource, aber auch als wichtige Unterkategorie des *narrativen* Erinnerns gewertet werden. Dies ist laut ihren Schilderungen ein Grund, weshalb sie ihren Freund vermisst, den sie viel zum Lachen gebracht habe.

Die Patientin fasst Vertrauen zu mir und beginnt, nach etlichen Stunden, mit großem Eifer aus ihrem Leben zu erzählen. Dabei kommt ihre narrative Kompetenz zum Tragen. Sie erzählt spannend und voller Engagement aus ihrem wechselvollen Leben. Schwerpunkt dieser *narrativen* Erinnerungsfunktion scheint bei der Patientin, neben der *Gestaltung der Beziehung* zu mir, die *Freude am Erzählen* zu sein. Trotzdem habe ich merkwürdigerweise immer wieder den Eindruck, dass diese Erzählungen nicht aus dem Leben von Frau R. stammen. Diese bemerkt selber wiederholt, sie habe manchmal das Gefühl, das Leben, aus dem sie erzähle, gehöre gar nicht zu ihr. Ihr fehlt der Zugang zu ihren Gefühlen. Nur ihre Verzweiflung und ihre Empörung über den „Freund", der sie ohne Erklärung und ohne Vorwarnung einfach fallen gelassen hat, sind spürbar. Für die vielen Verluste geliebter Menschen, die sie im Laufe ihres Lebens erfahren hat, findet sie jedoch keinen emotionalen Ausdruck. Sie schildert sie nur als Fakten, nicht aber als gefühlsmäßige Erfahrung. Erst als es ihr gelingt, den plötzlichen Tod des Vaters und jenen ihrer Freundin, deren Ermordung sie auf der dramatischen Flucht miterleben musste, als traumatische Ereignisse zu bewerten und zu betrauern, wird ihr durch Selbstreflexion die *Integration* dieser Erfahrung ins eigene Leben möglich.

Große Traurigkeit überfällt Frau R., sie weint viel. Mit der Zeit gelingt es ihr, eine Beziehung zwischen den früheren Verlusten und dem aktuellen Verlust herzustellen. Ihr wird bewusst, dass sie den Tod ihrer liebsten Menschen gar nie betrauert hat. Sie habe gar keine Zeit dazu gehabt. Die Forderung nach Überleben war zu drängend, sodass Gefühle keinen Platz hatten. Durch diese Erkenntnis gewinnt Frau R. Abstand zum Verhalten ihres Freundes. Sie erkennt, dass ihr diese Beziehung viel Halt und Sicherheit gegeben hat, aber auch die Gewissheit, endlich jemanden an der Seite zu haben, dem sie vertrauen konnte, den sie nicht verlieren würde. Dass sich diese Erwartung als Trugschluss erwiesen hat, ist für Frau R. einerseits eine Kränkung, andererseits hat sie daraus gelernt, dass „im Leben nichts sicher ist, dass ich nicht alles kontrollieren kann. Auch wenn ich mir so sehr gewünscht hatte, endlich Wurzeln zu schlagen".

Auch wenn Lebensrückblickstherapien theoretisch auf zwölf bis zwanzig Stunden angelegt sind, wurde die Dauer dieser Therapie, aufgrund des labilen psychischen Zustandes der Patientin, von Beginn an offen gelassen. Die Therapie dauerte über ein Jahr. Schließlich gelang es Frau R., Muster hinter ihrem eigenen Verhalten in vielen sich wiederholenden Situationen ihres Lebens zu entdecken und diese zu hinterfragen. Sie konnte ihren Opferstatus nach und nach aufgeben. So gelangte sie zur Einsicht, dass sie in Beziehungen immer wieder zu besitzergreifend gewesen sei und dies manche Beziehungen scheitern ließ. Sie erkannte auch den Grund ihres Verhaltens: Klammern, um den geliebten Menschen nicht zu verlieren. Offenbar war der Beziehungsabbruch des Freundes ein Verlust zu viel gewesen, einer, dem ihre Ressourcen nicht gewachsen waren. Mit dieser Erkenntnis gelang es Frau R., ihre Erfahrungen und ihr damit verbundenes Verhalten in ihre Biografie zu *integrieren*. Die Erfahrung, auch schwierige Ereignisse als unveränderlich zu ihrem Leben gehörend zu akzeptieren, ermöglichte ihr, den Kontakt zum Freund wieder aufzunehmen. Es sei zu Beginn kein leichtes, mit der Zeit jedoch konstruktives Gespräch gewesen. Beide hätten den Mut gefunden, ihre Fehler einzugestehen und sich dafür gegenseitig um Verzeihung zu bitten. Lange Zeit habe ihr der Stolz diesen Schritt verunmöglicht. Diese Begegnung sei für sie eine befreiende Erfahrung, und der unerträgliche Schmerz, den sie so lange mit sich herum getragen habe, habe sich weitgehend aufgelöst. Sie sei stolz, diesen Schritt gewagt zu haben. Es sei ihr aber auch klar geworden, dass die Freundschaft nie mehr so eng würde, aber das möchte sie auch nicht. Es sei zwar traurig, keinen engen Freund mehr zu haben, aber es sei gut so, wie es jetzt sei. Durch dieses einschneidende Ereignis fand Frau R. eine gewisse Lebensfreude wieder, auch wenn ihr Wunsch, nicht mehr allzu lange leben zu müssen, aufgrund ihres hohen Alters nachvollziehbar ist. Sie hat ihren Humor, ihren Charme und ihre Gabe, offen auf andere zuzugehen, wieder gefunden. Dadurch gelang es ihr, die sich als Einzelgängerin beschrieb, einen Bekanntenkreis aufzubauen, der sich rührend um sie kümmert, da sie wegen zunehmender altersbedingter gesundheitlicher Beschwerden in ihrem Alltag eingeschränkt ist. Diese Beschwerden seien zwar lästig, aber für sie kein Grund zur Verzweiflung. Auf ihren Wunsch wurde die Therapie nach sechzig Stunden beendet. Sie sei dankbar für die Unterstützung, die sie in der Therapie erhalten habe. Nie hätte sie gedacht, dass ihr Leben wieder einmal lebenswert würde. Sie habe viel über sich gelernt.

„Ich brauche Sie nicht mehr." Diesen letzten Satz empfand ich anfänglich als Entwertung. Irgendwie fühlte ich mich „entsorgt". Meine eigene Selbstreflexion brachte mich jedoch dazu, diesen Satz als Re-Inszenierung des Beziehungsabbruchs des Freundes zu interpretieren. Auch dieser hatte ihr mitgeteilt, dass er Frau R. nicht mehr brauche. Zugleich war es ein Test für die Tragfähigkeit unserer Beziehung. Als mir dies klar wurde, konnte ich sie getrost ziehen lassen. Frau R. lebt immer noch, wirkt stabil und zufrieden und schickt mir jedes Jahr einen Weihnachtsgruß. Offenbar habe ich den Beziehungstest bestanden.

Stärkung des Selbstbildes: Frau Anne H.

Frau Anne H., eine 77-jährige Patientin, wünscht eine Therapie, weil sie immer wieder eine große Traurigkeit, aber auch große Wut spüre und eigentlich nicht wisse, woher das komme. Sie ahne jedoch einen Zusammenhang mit ihrer Kindheit. Irgendwie fühle sie sich vom Leben betrogen.

Sie ist in einem Bauerndorf in der Westschweiz aufgewachsen. Ihr Vater sei Weinbauer gewesen, von allen geachtet und geschätzt. Sie hätten auf einem schönen Hof gewohnt. Sie habe eine sieben Jahre ältere Schwester und einen fünf Jahre älteren Bruder. Als sie drei Jahre alt war, sei ihr Vater bei einem Arbeitsunfall ums Leben gekommen. Das sei ein bedeutender Einschnitt im Leben der Familie gewesen. Sie selber habe keine Erinnerungen an ihren Vater. Es sei ihr, als ob sie keinen Vater gehabt hätte. Finanziell sei es ihnen nach dem Tod des Vaters schlecht gegangen. Witwen- und Waisenrenten habe es damals noch keine gegeben.

Die Mutter, eine strebsame und stolze Frau, habe danach alles getan, um den Hof zu retten. Dabei hätten auch die Kinder helfen müssen. Auch sie sei schon als kleines Kind sehr bald in die Arbeiten einbezogen worden. Sie könne sich erinnern, dass sie keine Freizeit hatten. Die Mutter habe von morgens bis abends geschuftet. Sie habe die Mutter nie lächeln gesehen. Auch könne sie sich nicht daran erinnern, von ihr umarmt worden zu sein. Wärme habe die Mutter ihren Kindern nicht geben können. Die Mutter habe alles daran gesetzt, dass man ihr nicht vorwerfen konnte, sie sei nicht fähig, den Hof zu führen. Sie habe nie mehr geheiratet. Warum, wisse sie nicht.

Die Patientin weiß noch, wie sie immer die Angst umgetrieben habe, die Mutter könnte auch sterben. Immer wieder sei sie ihr deshalb auf Schritt und Tritt gefolgt, sodass dies der Mutter lästig gewesen sei und diese sie jeweils forsch zurechtgewiesen und weggeschickt habe. Die Patientin sei eine schlechte Schülerin gewesen. Sie habe oft die Hausaufgaben nicht erledigen können, weil sie nach der Schule auf dem Hofe habe arbeiten müssen. So sei sie auch nie zum Spielen gekommen. Nie sei sie bei anderen Kindern eingeladen gewesen. Sie habe sich als Außenseiterin gefühlt und sei oft traurig gewesen. So habe sie sich immer mehr zurückgezogen. Während ihr Bruder studieren durfte, und ihre Schwester eine Lehre absolvieren konnte, sei für sie kein Geld für eine Ausbildung übrig gewesen. So habe sie nach der obligatorischen Schulzeit keine Lehre machen können und habe sich mit Hilfsarbeiten ihr Leben verdient. Lange habe sie keinen Freund gehabt.

Als endlich ein junger Mann sich für sie interessiert habe, habe sie ihn schroff abgewiesen, obwohl sie in ihn verliebt gewesen sei. Sie habe das Gefühl gehabt, sie sei zu wenig gut für ihn. Er sei eben aus „gutem Hause“ gewesen. Da habe sie nicht hingepasst. Aus Liebeskummer sei sie in die deutsche Schweiz gezogen. Dort habe sie schnell Arbeit gefunden und die Sprache gelernt. Sehr bald habe sie sich in der neuen Heimat eingelebt. Mit der Zeit seien von ihren Arbeitgebern ihre beruflichen Fähigkeiten erkannt worden, und sie habe verantwortungsvollere Arbeiten übernehmen können. Aber immer zu einem niedrigen Lohn, da sie keine beruflichen Abschlussqualifikationen vorzuweisen hatte. Sie habe sich aber nie gewehrt. Sie habe das Gefühl gehabt, sie müsse dankbar sein und dürfe nicht klagen. Sie habe nie geheiratet, da sie sich nie eine Familie gewünscht habe. Sie habe die Familie nicht als Hort von Wärme und Geborgenheit erlebt. Sie habe jedoch einmal eine langjährige Beziehung mit einem verheirateten Mann gehabt. Da sei sie glücklich gewesen. Bei ihm habe sie die lange vermisste Liebe gefunden. Aber es sei ihr nie in den Sinn gekommen, ihn zu heiraten, weil sie die Schuld, eine Familie zerstört zu haben, nicht auf sich laden wollte. Sie habe auch keine Lust auf die Rolle einer Ehefrau gehabt. Aber sie hätten viel gemeinsam unternommen. Sie sei kulturell sehr interessiert und Musik bedeute ihr immer noch viel.

Gerne wäre sie gereist. Es habe sie in die Ferne gezogen. Aber aus finanziellen Gründen sei das nicht möglich gewesen. So habe sie sich auf ihr Leben als Rentnerin gefreut, in der festen Absicht, ihre Freiheit zu genießen und zu reisen. Aber kurz vor ihrer Berentung sei bei ihr eine fortschreitende chronische, schmerzhafte Krankheit diagnostiziert worden. Ihre Pläne habe sie aufgeben müssen. Inzwischen sei sie täglich auf starke Schmerzmittel angewiesen. Sie habe das Gefühl, sie sei um ihre Pläne betrogen worden und sei traurig und wütend. Das Leben sei einfach gemein und habe es nicht gut mit ihr gemeint.

Zu schaffen mache ihr auch ihre Beziehung zu ihren Geschwistern. Beide hätten eine Familie gegründet. Aber sie habe nur spärlichen Kontakt zu ihnen. Ihre Nichten und Neffen kenne sie kaum. Die Verwandtschaft interessiere sich nicht für sie. Sie werfe ihr vor, sie jammere unentwegt. So habe sich ihre Familie nach und nach zurückgezogen. Nun sei sie alt, krank und einsam. Sie wisse gar nicht, was ihr Leben noch für einen Sinn habe.

Die traurigen, verbitterten Schilderungen sind lange Zeit Inhalt der Therapiestunden. *Obsessives* Erinnern kennzeichnen ihre Erzählungen. Darin kommt ihr Gram über das verpasste Leben zum Ausdruck. Das Leben habe sie ungerecht behandelt. Frau H. sieht sich als Opfer. Diesen Status ist sie nicht bereit aufzugeben, auch wenn sie sich vehement dagegen wehrt, als Opfer gesehen zu werden. Trotzdem scheint dieser Zustand ein Teil ihrer Identität geworden zu sein. Auch ist sie gegenüber aufwertenden Interventionen von meiner Seite skeptisch. Immer wieder betont sie, sie habe ein miserables Selbstwertgefühl. Frau H. weint viel. Sie wirkt verloren und Mitleid erweckend. Trotzdem bleiben ihre Erzählungen lange Zeit blass und im Faktischen hängen.

Die *narrative* Funktion ihres Erinnerns wird dann sichtbar, wenn sie sich im Sinne einer *Beziehungsgestaltung* direkt an mich als Therapeutin wendet: „Das muss ich Ihnen unbedingt erzählen. Sie werden das kaum glauben." Sie sucht meine Zustimmung. Auffallend ist jedoch, dass Frau H. meine Deutungen immer wieder abwertet, indem sie meint, das wisse sie schon lange. Es ist, als ob Deutungen sie bei einer Schwäche ertappen würden und damit ihr ohnehin schwaches Selbstbewusstsein noch mehr schädigen könnten. Lange Zeit ist es ihr nicht möglich, die schwierigen Aspekte ihres Lebens zu integrieren. Sie sieht stets nur das Negative. So versuche ich als Therapeutin, mögliche verschüttete Fähigkeiten zu entdecken. Ich mache die Patientin darauf aufmerksam, dass es in der Therapie darum gehe, Ressourcen aufzuspüren. Ich würde davon ausgehen, dass solche sehr wohl vorhanden seien, trotz ihres mangelnden Selbstwertes, über den sie unentwegt klagt. Diese Ressourcen seien momentan verschüttet und nicht verfügbar. Es wäre jedoch eine spannende und heilsame Möglichkeit, diese wieder zu entdecken. Mit einem Rückblick auf ihr Leben sei es wahrscheinlich, darin Ereignisse wiederzufinden, in denen sich ihre Fähigkeiten gezeigt hätten. Die Patientin geht auf diesen Vorschlag ein, auch wenn sie anfänglich sehr skeptisch ist. Skepsis scheint ein Aspekt ihres Selbstbildes zu sein und sie vor Enttäuschungen zu schützen. Sehr bald stellt sich heraus, dass die Patientin große Fähigkeiten hat, kulturelle Erlebnisse berührend und nachvollziehbar zu erzählen. Ihre *Freude am Erzählen* wird spürbar.

Darin wird ihre *narrative* Ressource erkennbar. Es gelingt ihr, ihr Gegenüber ins Geschehen einzubeziehen und zu begeistern. Diese Erfahrung, mich, ihre Therapeutin, zu berühren, scheint ihr Bedürfnis nach mütterlicher Zuwendung, die sie von der Mutter nur spärlich erhalten hat, zumindest teilweise zu stillen. Dies geht einher mit einer *Verbesserung ihres Selbstbildes*. In den *instrumentellen* Erinnerungen ist bei Frau H. eine weitere Ressource erkennbar. Sie schildert, wie sie früher mit Hingabe getöpfert habe. Das sei ihr liebstes Hobby gewesen. Sie habe immer Freude an schönen Tonwaren gehabt. Ihre eigenen Kreationen habe sie jeweils auf Frühlings- und Weihnachtsmärkten mit großem Erfolg verkauft. In diesen Schilderungen blüht Frau H. auf und wirkt lebendig. Mit der Zeit kommt sie auf den Gedanken, diese Beschäftigung wieder zu aktivieren. Angesichts ihrer gesundheitlichen Einschränkungen möchte sie sich jedoch nur an kleinere Projekte wagen. Diese Aussicht belebt die Patientin, gibt ihr neuen Lebensmut und ein neues Ziel.

Auch wenn ihr lange Zeit die Selbstreflexion fremd bleibt, gelingt es ihr mit der Zeit, ihr Leben in einem freundlicheren Licht zu sehen. Im Laufe des therapeutischen Prozesses tritt das Hadern mit dem Schicksal in den Hintergrund und weicht immer mehr glücklicheren Erinnerungen. Die *Bilanzierung* ihres Lebens wird allmählich positiver. Ihre Klagen und ihre Wut beherrschen nicht mehr ihren Alltag und die Therapiesitzungen. Sie wird freundlicher und zugänglicher. Die Schilderungen ihrer Kindheit sind nicht mehr nur düster. Sie kann das Verhalten ihrer strengen Mutter nachvollziehen. In den Erinnerungen an die Arbeit ihrer Mutter und den Einsatz, den diese leistete, um die Familien zusammenzuhalten und den Kindern damit ein sicheres Daheim zu bieten, kommt ihre Bewunderung für deren Durchhaltewillen zum Ausdruck. Diesen sieht sie als Wert, der auch ihr Halt im Leben gegeben hat. Sie nimmt die Beziehung zu ihren Geschwistern wieder auf, mit denen sie auf eine gemeinsame Geschichte zurückschauen kann. Ihren eigenen Einsatz für die alte, gebrechliche Mutter sieht sie nicht mehr nur als lästige Pflicht, sondern als Ausdruck von Verantwortung, Treue und Dankbarkeit. Besonders berührend ist, als sie einmal ein Bild ihrer Mutter in die Therapie bringt und mir dieses mit einer beinahe zärtlichen Geste zur Ansicht überreicht. Diese zu verteidigende Werte prägen ihre *transmissiven* Erinnerungen. Sie stärken ihr Selbstbild und lassen sie die schwierigen Zeiten als wichtige, letztlich lehrreiche Erfahrungen fürs Leben werten. Die Betonung ihrer Fähigkeiten und der Werte helfen ihr, ihre Geschichte in einem positiveren Licht zu sehen.

Ich erlebe die Patientin einerseits als zugewandt, interessiert und begeisterungsfähig, andererseits als schroff und abweisend, und zwar immer dann, wenn ich sie auf vermeintlich wunde Punkte anspreche. Als ich einmal lobend einen Anruf ihres Bruders, der sich nach langer Zeit wieder gemeldet hat, erwähne, kommentiert sie dies mit der Bemerkung, der Bruder wolle sicher etwas von ihr. Von ihm sei nichts Gutes zu erwarten. Offenbar hat meine Hervorhebung einer positiven Handlung des Bruders ihr Vorurteil über ihn, und damit ihr fragiles Selbstbild, in Frage gestellt. In solchen Situationen geht sie jeweils in die Defensive, indem sie den Sinn der Therapie und mich als Therapeutin in Frage stellt. Es ist jedoch eine der Aufgaben in Lebensrückblickstherapien, den Patientinnen etwas zuzumuten und sie nicht zu schonen. Dies gelingt, wenn der Lebensrückblick nicht nur eine Zumutung, sondern auch ein Zutrauen ist, das mit Respekt an den Patienten herangetragen wird. Auf dem Hintergrund des Zutrauens wird Entwicklung möglich.

Verantwortung übernehmen: Herr Bruno R.

Der 65-jährige Herr Bruno R. berichtet, ihm mache die zerrüttete Beziehung zu seinem Sohn zu schaffen, es belaste ihn sehr.

Er ist Vater zweier erwachsener Kinder, einer Tochter und eines Sohnes. Die Tochter ist die Ältere. Seit sie auf der Welt ist, sei sie sein Ein und Alles gewesen. Sie sei die Erfüllung seines Glücks gewesen. Er habe sie verwöhnt und nur noch für seine Tochter gelebt. Sie sei ein hübsches, fröhliches Kind mit einem sehr einnehmenden Wesen gewesen, der die Herzen nur so zugeflogen seien. Er habe ihr alle Wünsche erfüllt. Sie sei seine Prinzessin gewesen.

Zwei Jahre später habe er sich auch auf die Geburt seines Sohnes gefreut. Aber irgendwie sei es ihm nicht gelungen, eine Beziehung zu diesem Kind aufzubauen. Der kleine Sohn sei ein Schreikind gewesen, das viel Nerven gekostet habe, zumal er ein schlechter Esser und Schläfer gewesen sei. Damit habe er seine Eltern an den Rand der Erschöpfung gebracht. Das Kind sei mürrisch und trotzig gewesen und es auch geblieben. Er habe bemerkt, dass er kein gerechter Vater sein könne. Er habe einfach die Tochter stets bevorzugt und sie dem Sohn als Beispiel hingehalten. Der Sohn habe sich immer mehr zum Eigenbrötler entwickelt, habe keine Freunde gehabt und sei ein schlechter Schüler gewesen. Er sei das genaue Gegenteil seiner Schwester gewesen. Für ihn, den Vater, sei er ein ständiges Ärgernis gewesen. Er habe ihn oft bestraft, zuweilen auch geschlagen.

Die Mutter habe versucht, ausgleichend einzugreifen. In der Pubertät habe sich der Sohn immer mehr zurückgezogen, sei oft tagelang von zuhause weggeblieben und habe nie gesagt, wo er seine Freizeit verbringe. Die Lehrer hätten sich vermehrt über sein Verhalten beschwert, sodass er schließlich von der Schule geflogen sei. Eine berufliche Ausbildung konnte er nicht machen. Einen Job, den er mit viel Glück gefunden hatte, habe er bald wieder verloren, da er unzuverlässig gewesen und die meiste Zeit nicht zur Arbeit erschienen sei. So sei er auf die schiefe Bahn geraten, habe Drogen genommen und auch damit gehandelt. Oft habe er es wegen diverser Delikte mit der Polizei zu tun bekommen. Als Vater habe er ihn anfangs finanziell noch unterstützt, dies aber mit der Zeit aufgegeben. Die Distanz zwischen ihnen beiden sei immer größer geworden, sodass der Sohn schließlich den Kontakt zur Familie abgebrochen habe. Zur Tochter, die ihm zwei wunderbare Enkelkinder geschenkt habe, sei die Beziehung sehr eng und herzlich.

Seit seine Frau vor einem Jahr an einem Krebsleiden gestorben ist, sei die Beziehung noch enger geworden. Die Tochter sei mit ihrer Familie in seine Nähe gezogen, um ihm nahe zu sein. Von seinem Sohn habe er seit Jahren nichts mehr gehört. Er sei auch nicht zur Beerdigung seiner Mutter gekommen. Er wisse nicht, ob der Sohn eine Familie habe, ob er überhaupt noch lebe.

Nun spüre er seit einiger Zeit, wie ihn die Geschichte mit seinem Sohn immer mehr belaste. Er habe stets gemeint, es liege an seinem Sohn, dass die Beziehung so schlecht sei. Aber er merke, dass es auch an ihm liegen könnte. Das mache ihm zu schaffen, mache ihn traurig. Er fühle sich schuldig und schäme sich dafür. Eigentlich möchte er den Kontakt wieder aufnehmen, aber er wisse nicht wie, und fürchte, abgewiesen zu werden. Da es ihm psychisch immer schlechter gehe, habe er entschieden, sich psychotherapeutische Hilfe zu holen, auch wenn ihm das sehr schwer falle und ihn beschäme. Er sei es gewohnt, seine Probleme alleine zu lösen. Aber er habe von der Lebensrückblickstherapie gehört und hoffe, dass dies etwas für ihn sein könnte. Denn er habe noch nie wirklich über sein Leben nachgedacht und er habe das Gefühl, dass ihm dies einen Ausweg aus der jetzigen Not zeigen könnte.

Herr R. war der älteste von drei Brüdern. Als sein Vater nach langer Krankheit jung starb, wurden die Kinder der Mutter weggenommen, da die Behörden der Meinung waren, sie sei nicht fähig, ihre Kinder alleine durchzubringen. So wurde die Familie auseinander gerissen und die Kinder als Verdingkinder in verschiedenen Bauernfamilien untergebracht. Herr R. war damals 10-jährig. Es sei eine schlimme Zeit gewesen. Er habe hart arbeiten müssen, während die Kinder des Bauern spielen durften. Zuneigung habe er keine erfahren, im Gegenteil. Er wurde oft ausgeschimpft und geschlagen. Besonders der älteste Sohn der Pflegefamilie sei oft gemein zu ihm gewesen. Wenn etwas schiefgelaufen sei, sei er immer der Schuldige gewesen. Der Bauer sei sehr streng gewesen und habe ihn morgens um fünf Uhr geweckt, um noch vor dem Schulunterricht im Stall zu arbeiten. Ferien habe es keine gegeben. Freunde habe er auch keine gehabt. Wer wollte sich schon mit einem Verdingkind abgeben? Allein von der Bauersfrau habe er ab und zu ein gutes Wort gehört. So habe er sich stets als unerwünschter Außenseiter gefühlt. Seine leibliche Mutter habe die familiäre Situation nicht verkraftet und sei sehr krank geworden, sodass eine Rückkehr zu ihr gar nie mehr in Frage gekommen sei. Zu seinen Brüdern sei der Kontakt abgebrochen, da sie in einer anderen Gegend untergebracht worden waren.

Sein einziger Lichtblick sei die Schule gewesen. Da habe er einen freundlichen Lehrer gehabt, der ihn ab und zu gefragt habe, wie es ihm gehe. Vermutlich habe er Mitleid mit ihm gehabt. Aber er, Herr R., habe sich nie über seine Pflegefamilie beklagt, aus Angst, es würde alles noch viel schlimmer. Der Lehrer, der seine schulischen Fähigkeiten erkannte, habe erwirken können, dass Herr R. eine Lehre machen konnte. Mit großer Begeisterung habe er eine Ausbildung als Elektriker gemacht. So habe er von der Pflegefamilie weggehen und in einem Zimmer in der Stadt wohnen können. Diese Zeit habe er in guter Erinnerung, habe er doch zum ersten Mal seine Freiheit genießen können. Da habe er seine spätere Frau kennen gelernt. Er habe sich gefreut, eine eigene Familie zu gründen, mit der festen Absicht, seinen Kindern ein guter Vater zu sein und ihnen viel Liebe geben zu können. Nachdem er sich weitergebildet hatte, habe er sehr schnell eine gutbezahlte Stelle bekommen, die es ihm erlaubte, eine Familie zu ernähren.

Für Herrn R. ist die Tatsache, dass er wegen der schlechten Beziehung zu seinem Sohn seinen Wunsch nach einer heilen Familie nicht realisieren konnte, bedrückend und beschämend. Voll guten Willens sei er gewesen, als er seine Tochter bekam. Da habe er endlich das Gefühl gehabt, in seinem Leben wende sich alles zum Guten. Aber dass er keine gute Beziehung zu seinem Sohn aufzubauen imstande war, kommt für ihn einem Scheitern gleich. *Obsessive* Erinnerungen prägen lange Zeit die therapeutischen Sitzungen. Nachdem er anfänglich die Schuld ausschließlich im schwierigen Charakter seines Sohnes sieht, kommt er durch Selbstreflexion zur Einsicht, dass auch er seinen Anteil an der verfahrenen Vater-Sohn-Beziehung haben könnte. Diese Einsicht stürzt Herrn R. zunächst in eine schwere Krise. Er sieht sein ganzes Leben als Trümmerhaufen. Selbst die gute Beziehung zu seiner Tochter stellt er in Frage. Er schwankt zwischen Selbstanklage, Schuld und Scham. Die Scham betrifft zum einen sein Versagen in der Beziehung zu seinem Sohn, zum andern seinen Status als Verdingkind. Erst allmählich gelingt es ihm, seinen Anspruch an eine heile Familie zu hinterfragen. Er, der kaum ein Familienleben gekannt hatte, wollte es besonders gut machen und seinen Kindern all das bieten, was er selber als Kind schmerzlich vermissen musste: Liebe, Wärme, Geborgenheit, Sicherheit. Lange scheint er in dieser zerstörerischen Abwärtsspirale gefangen.

Die therapeutische Beziehung gestaltet sich schwierig. Es scheint dem Patienten schwerzufallen, Vertrauen in mich, die Therapeutin, zu fassen, was angesichts seiner Erfahrungen nachvollziehbar ist. Es ist für ihn schwierig, sich einzugestehen, dass er Hilfe braucht, dass er seine Probleme nicht mehr alleine lösen kann. Seine Angst, abhängig zu werden und erneut schlimme Erfahrungen zu machen, ist spürbar. Aber er kommt regelmäßig. Und als es ihm im Rückblick auf sein Leben gelingt, einen Bezug zu seinen Erfahrungen aus der Kindheit herzustellen, verliert er zunehmend seine Scheu. Allmählich erkennt er seine Fähigkeiten. Er kann sich eingestehen, dass er ein fürsorglicher Ehemann und auch Vater gewesen war und dass er stets nur das Beste gewollt hatte. Er hat den Mut, anzuerkennen, dass er für seinen Sohn nicht der Vater gewesen war, den dieser gebraucht hätte und der er hätte sein wollen. Aber er nimmt nicht mehr die Schuld nur auf sich. Er sieht ein, dass die charakterlichen Eigenschaften seines Sohnes ihm fremd gewesen seien und ihn überfordert hätten. Er erkennt, dass er seinen Sohn nach seinen Vorstellungen hatte formen wollen und dessen Wünsche viel zu wenig ernst genommen hatte. Zu sehr habe er seine Vorstellungen einer heilen Familie, die er heute als kaum realisierbare Ideale erkennt, in den Mittelpunkt gestellt. Seine Kinder sollten auf keinen Fall den gleichen Horror erleben wie er. Aber jetzt merke er, dass es ihm immer nur um sich selber gegangen sei. Er habe sich nicht in die Bedürfnisse seines Sohnes einfühlen können. Er habe dessen Verhalten stets nur als Ablehnung seiner Person empfunden. Er ist sehr traurig darüber, dass ihm die Erziehung seines Sohnes, trotz bester Absichten, missraten ist. Diese Einsicht bringt ihm jedoch auch eine große Befreiung, erlöst ihn aus seinem selbstzerstörerischen Grübeln über seine idealen Vorstellungen. Auch wenn das Geschehene nicht mehr rückgängig gemacht werden kann, hilft ihm dessen *Integration*, es in einem andern Licht zu sehen. Er fasst den Mut, sich auf die Suche nach seinem Sohn zu machen, und zieht eine mögliche Begegnung und vielleicht eine Versöhnung in Betracht.

Der Lebensrückblick erlaubt ihm zudem eine positivere *Bilanzierung* seines Lebens. Er sieht sich nicht mehr nur als das Opfer, das er als Verdingkind war. Er ist auch nicht mehr das Opfer der Charakterschwächen seines Sohnes. Er ist bereit, Verantwortung für sein Verhalten zu übernehmen. So sieht er mehr und mehr auch all das, was er gemeistert hat, was er aus schwierigen Situationen gelernt hat: Er war ein erfolgreicher Geschäftsmann, ein fürsorglicher Ehemann, seiner Tochter ein engagierter Vater und in seinen Beziehungen ein zuverlässiger Freund.

Ich erlebe den Patienten anfänglich als sehr zurückhaltend und misstrauisch. Dies zeigt sich weniger in seinen Worten als vielmehr in seinem fliehenden Blick. Er vermeidet es, mich anzusehen, was die Verbindung schwierig macht. Trotzdem bin ich motiviert, mit ihm zu arbeiten, da mich seine Geschichte berührt und mich seine Motivation, sich dem Schwierigen in seinem Leben zu stellen und sein Selbstbild kritisch zu hinterfragen, beeindruckt. Zu sehen, wie er mein Beziehungsangebot, ihn als wertschätzendes und nicht urteilendes Gegenüber zu begleiten und zu unterstützen, annimmt, ist ein wichtiger Schritt in der Therapie. Es bildet für ihn eine gute Basis, sich mit seiner Biografie auseinanderzusetzen und eine neue Sicht auf sein Leben zu entwickeln. Eindrücklich ist auch, wie der anfänglich wortkarge Patient seine *narrative Kompetenz* erweitert. Er verliert seine, frühen Erfahrungen entsprungene, Angst und gewinnt Vertrauen, dass seine Erzählungen gewürdigt werden. Wenn er in liebevollen Worten aus seinem Familienleben berichtet, kommt seine *Freude am Erzählen* zum Tragen, eine Fähigkeit, die er sich so gar nicht zugetraut hatte. Diese Therapie wird nach den vorgesehenen zwanzig Stunden beendet.

Herr R. hat sich nach einem Jahr nochmals gemeldet und mir freudig mitgeteilt, dass er seinen Sohn getroffen hat. Die Verständigung sei zwar noch schwierig, aber sie seien beide bereit, ihre Beziehung neu zu bedenken. Er sei guten Mutes. Er sei stolz, diesen Schritt gewagt zu haben. Ohne den ehrlichen Rückblick auf sein Leben, und die daraus gewonnenen Erkenntnisse, wäre ihm dies nie möglich gewesen. Seitdem habe ich nichts mehr vom Patienten gehört.

Die Bestätigung, dass er ein guter Vater war, so wie er sich das vorgenommen hatte, welche er von seiner geliebten Tochter in reichem Maße erhalten hat, wurde ihm von seinem Sohn versagt. Die Schuld sah er anfänglich in der Charakterschwäche seines Sohnes. Erst als ihm bewusst wurde, dass er nicht fähig gewesen war, das Kind so zu nehmen, wie es war, konnte er seinen Anteil erkennen. Ebenso konnte er die Scham, die in seinem Leben immer wieder eine große Rolle spielte, bearbeiten. Es gelang ihm, das, was ihm als Verdingkind an Beschämung angetan worden war, als nicht in seiner Verantwortung stehend zu sehen, und seine Scham darüber zu überwinden. Für seine Handlungen jedoch, die in seiner Macht gestanden hatten, konnte er die berechtigte Scham und die Schuld anerkennen und dafür die Verantwortung übernehmen. Mit dieser Einsicht konnte er auch das, was in seinem Leben schwierig gewesen war und sein Selbstbild fragil gemacht hatte, in seine Biografie *integrieren* und damit sein Leben positiver betrachten und *bilanzieren*.

5.6 Therapeutische Ziele des Lebensrückblicks

Die therapeutischen Ziele des Lebensrückblicks müssen nicht unbedingt mit dem Anliegen des Patienten völlig übereinstimmen. Beiden gemeinsam ist jedoch die Symptomlinderung, die sowohl dem verständlichen Wunsch des Patienten, als auch Zielen einer Therapie entspricht. Es wird deshalb an dieser Stelle nicht mehr darauf verwiesen.

Bilanzierung des gelebten Lebens

Am Ende eines langen Lebens ist bei den meisten älteren Menschen der Wunsch nach einer Bilanzierung ihres Lebens zu spüren. Dabei tauchen viele Fragen auf. Welchen Sinn hatte das Leben? Wie kann das Leben bewertet werden? Gibt es Unerfülltes, Unerledigtes. Was hat mein Leben lebenswert gemacht? Was ist mir gelungen? Worauf bin ich stolz? Was würde ich in meinem Leben ändern? Wo habe ich Schuld auf mich geladen? Wo ist eine Wiedergutmachung möglich? Wem möchte ich verzeihen? Wen möchte ich um Verzeihung bitten? Habe ich ein glückliches Leben gelebt? Was habe ich daraus gelernt?

BEISPIEL

Stolz auf das Erreichte

Frau Frieda C. erzählt: „Ich sagte immer, schlimmer kann es gar nicht kommen. Aber es kam immer schlimmer. Aber ich habe mir immer gesagt: Du schaffst es. Und dann habe ich es geschafft. Ich merke auch, dass ich Dinge erzählt habe, die ich noch gar nie jemandem anvertraut habe. Das hat mir gut getan. Ich habe immer gedacht, ich müsse mich für mein Leben schämen. Ich hatte immer das Gefühl, mein Leben sei überhaupt nichts Besonderes. Aber jetzt merke ich, dass ich stolz sein kann auf all das, was ich geschafft und überstanden habe. Eigentlich möchte ich nichts missen."

Frau C. hat schwierige Zeiten, viel Zurückweisung und eheliche Gewalt erlebt. Sie litt zu Beginn der Therapie unter Symptomen einer Depression. Sie war antriebslos und hatte ihre Lebensfreude verloren. Immer wieder betonte sie, sie sei nichts wert, sei selber schuld an ihrem Elend. Frau C. ist es im Laufe des therapeutischen Prozesses gelungen, ihre Sicht auf ihr Leben zu ändern. Sie zeigt berechtigten Stolz auf all das, was sie erreicht und gemeistert hat. Sie ist nicht nur stolz auf das Geleistete, sondern möchte auch die schwierigen Zeiten nicht missen, ohne diese zu beschönigen oder zu glorifizieren. Die Lebensrückblickstherapie führte zur Einsicht, dass sie aus diesen Zeiten Kraft geschöpft hat.

BEISPIEL

Das Leben ist gut, wie es ist

Frau Diana Z. erzählt: „Ich habe schwierige Zeiten erlebt. Aber heute bin ich stolz, dass ich all das Schwierige gemeistert habe. Ja, ich kann sagen, dass ich glücklich bin. Ich habe wunderbare Töchter, die mich unterstützen, und liebe Enkelkinder, die mich oft besuchen.
Zurückzuschauen hat mir den Gedankenanstoß gegeben, mein Leben

zu überdenken. Dabei habe ich gemerkt, dass mein Leben eine andere Richtung genommen hat, als ich es mir vorgestellt hatte. Aber ich bin nicht enttäuscht. Im Gegenteil. Ich weiß ja nicht, wie mein Leben gewesen wäre, wäre es so gelaufen, wie es mir vorgestellt hatte. Es ist gut so wie es ist."

Obwohl Frau Z. keine Symptome einer psychischen Erkrankung zeigte, hat sie aus Neugier eine Lebensrückblickstherapie gewünscht, weil sie das Bedürfnis verspürte, sich mit ihrem Leben auseinanderzusetzen. Anfänglich klagte sie wiederholt, ihr Leben sei nicht so verlaufen, wie sie es sich gewünscht hätte. Sie bedauerte dies sehr, weil sie das Gefühl hatte, ihr Leben „verpasst" zu haben. Am Ende der Therapie betont sie, dass der Lebensrückblick ein wichtiger Gedankenanstoß für eine positive Bilanzierung des Lebens gewesen sei. Ihre anfängliche Enttäuschung über einen nicht vorgesehenen Lebensweg ist einer positiven Sicht auf ihr Leben gewichen. Nicht zu wissen, wie ihr Leben sonst verlaufen wäre, ist eine realistische Einschätzung ihrer Biografie. Sie muss nicht mehr „Verpasstem" nachtrauern.

BEISPIEL

Erfahrungen haben mein Leben reich gemacht

Herr Kilian J. erzählt: „Ich bin zufrieden mit meinem Leben. Ich hätte zwar gerne mehr Erfolg im Leben gehabt. Ich kann aber niemandem die Schuld geben. Es lag auch an mir. Ich hätte mich mehr anstrengen können. Aber ich habe mich damit abgefunden. Es ist so, wie es ist und das ist gut. Wenn man zufrieden ist, dann geht es einem auch gut.
Ich glaube, es ist wichtig zu sehen, dass mein Leben wirklich ein gutes war. Ja, es war ein reiches Leben. Die negativen Erlebnisse habe ich verarbeitet. Das ist vorbei. Vielleicht sind es genau diese Erfahrungen, die mein Leben so reich machen."

Bei Herrn J. waren es der Status- und Rollenverlust, der depressive Symptome hervorgerufen hatte. Er sah keinen Sinn mehr in seinem Leben und hatte keine Zukunftsperspektive. Er wünschte eine Lebensrückblickstherapie, weil er der Ansicht war, dass doch vieles in seinem Leben auch gut war. Diesen Zugang wollte er wieder finden. Im Laufe der Therapie zog Herr J. eine positive Bilanz seines Lebens, auch wenn bei ihm nicht alles so lief, wie er es sich ursprünglich vorgestellt hatte. Es ist ihm bewusst, dass es in seinem Leben Negatives gab. Aber er schließt dies nicht aus seinem Leben aus. Er akzeptiert es als Quelle eines reichen Lebens.

Zunahme von Zufriedenheit mit dem gelebten Leben

Die Zufriedenheit mit dem gelebten Leben hat viel mit der positiven Lebensbilanzierung zu tun. Wer positiv und integrierend auf sein Leben zurückzuschauen vermag, kann auch mit dem aktuellen Leben zufrieden sein, da ihm die Fähigkeit zur Selbstreflexion zur Verfügung steht. Die Zufriedenheit geht auch mit der realistischen Einsicht einher, dass im höheren Lebensalter, angesichts zunehmender körperlicher Einschränkungen, nicht mehr alles möglich ist, und dass es auch unter diesen Umständen angebracht ist, sich mit dem Erreichten zufriedenzugeben. Diese Einsicht ermöglicht eine Neu-Bewertung der aktuellen Lebenssituation.

Zufriedenheit

Frau Dorothea F. sagt: „Gott sei Dank bin ich allein. Ich könnte nicht mehr für jemanden sorgen. Die Kraft habe ich nicht mehr. Aber sonst bin ich zufrieden, es geht mir gut. Ich bin einfach happy."

Frau F. hat lange um ihren vor zwei Jahren verstorbenen Mann getrauert, den sie jahrelang gepflegt hatte. Nach Zeiten der Trauer kann sie auch dem etwas Positives abgewinnen, indem sie sich dankbar dafür zeigt, alleine zu leben, weil sie merkt, dass die Pflege ihres Mannes ihre Kräfte übersteigen würde. Sie betont ihre Zufriedenheit mit der aktuellen Lebenssituation und schätzt diese realistisch ein.

BEISPIEL

Freude über Hobbies

Herr Peter N. sagt: „Ich bin glücklich, dass ich noch so aktiv sein kann und noch so viele Hobbies habe. Es macht mir große Freude, wenn ich merke, dass ich mich musikalisch immer noch weiterentwickeln kann. Ich freue mich einfach, dass ich es so weit gebracht habe."

Herr N. hat im Laufe des Lebensrückblicks seine zahlreichen Kompetenzen und Ressourcen wieder entdeckt. Nach einer Zeit mit depressiven Symptomen sind im Laufe der Therapie seine Lebensgeister wieder erwacht. Er kann aus dem reichen Fundus seiner Begabungen schöpfen und ein erfülltes Leben führen.

Dankbarkeit

Kast (2010) betont den Stellenwert der Dankbarkeit in der Lebensrückblickstherapie. Der Rückblick auf das eigene Leben trägt dazu bei, dass der erinnernde Patient sein gelebtes Leben wertschätzen kann und darin einen Reichtum zu entdecken vermag. Dieser eröffnet ihm Möglichkeiten für eine erfüllte Zukunft.

BEISPIEL

Mit Dankbarkeit die letzte Lebensphase meistern

Herr Hermann K. erzählt: „Jetzt, wo ich mich einmal ausgiebig mit meinem Leben befasst habe, merke ich, dass die guten Zeiten überwiegen. Ich hatte einen spannenden Beruf, habe eine Frau geheiratet, die ich immer noch liebe. Mit meinen Kindern habe ich ein gutes Verhältnis. Das alles gilt viel mehr als meine jetzigen Altersbeschwerden. Ich spüre eine große Dankbarkeit für alles, was mir das Leben gebracht hat. Es ist ein reiches Leben. Das hilft mir, die letzte Lebensphase mit all ihren Beschwerden und Einbußen auch noch zu meistern."

Für Herrn K., der aufgrund einer Anpassungsstörung infolge eines gesundheitlichen Einbruchs therapeutische Hilfe suchte, waren seine Zukunftsvorstellungen zu Beginn der Therapie geprägt von Hoffnungslosigkeit. Er sah keinen Sinn mehr in seinem Leben und hatte Suizidgedanken. Der Rückblick auf sein Leben ermöglichte ihm jedoch die Sicht auf ein bis anhin gelungenes Leben, das neben Herausforderungen auch von zahlreichen glücklichen Ereignissen geprägt war. Dies bewirkte, dass seine Klagen weniger wurden und einer Dankbarkeit gegenüber all dem, was ihm das Leben an Gutem beschert hatte, Raum gaben. Er fasste Zuversicht für die Anpassung an sein Leiden. Er fühlte sich nicht mehr als Opfer seiner Lebenssituation und seine Suizidgedanken verschwanden.

Bewältigung der aktuellen Lebenssituation

Auch mit der erfolgreichsten Lebensrückblickstherapie kann der ursprünglich ersehnte, zufriedenstellende Zustand nicht immer wiederhergestellt werden. Körperliche Beschwerden, nachlassende Kräfte stehen in Opposition zu Wünschen nach Aktivität und Teilnahme am sozialen und kulturellen Leben. Dies bedeutet jedoch nicht, dass das Leben nichts mehr wert ist. Vielmehr geht es um eine Anpassung an die aktuelle Lebenssituation. Anstatt den nicht realisierbaren Wünschen nachzutrauern, sind eine realistische Beurteilung der Situation und eine Neuorientierung angebracht, um die Situation zu bewältigen.

BEISPIEL

Freude am Leben

Frau Ella J. erzählt: „Ich meine, ich habe den größten Weg schon hinter mir, das ist ganz klar, dessen muss ich mir bewusst sein. Meine Kräfte lassen immer mehr nach. Ich muss vermutlich bald ins Altenheim. Das möchte ich eigentlich nicht. Aber ich will meinen Kindern nicht zur Last fallen. Und vielleicht ist das Leben im Altenheim auch befreiend, weil ich dann nichts mehr muss. Nachdem ich ein Leben lang geschuftet habe, könnte ich mich ja in meinen alten Tagen verwöhnen lassen. Ich habe immer noch Freude am Leben."

Frau J. steht ein Umzug ins Altenheim, den sie gar nicht will, bevor. Trotzdem gelingt es ihr, ihre Lebensfreude zu bewahren und die Zukunft auch unter dem Aspekt der Befreiung und des Loslassens zu sehen.

BEISPIEL

Ich gebe nicht auf

Herr Alfred H. erzählt: „Ich werde immer schwächer und unsicherer. Ich bin schon einige Male gestürzt. Das macht mir zu schaffen und schränkt mich sehr ein. Aber ich kann doch nicht nur den ganzen Tag allein zu Hause bleiben: Da verblöde ich ja. Nun habe ich mich für eine Gehhilfe entschieden. Ich schäme mich zwar, so auf die Straße zu gehen. In unserem Dorf kennen mich alle. Die werden sicher denken, mit mir sei nicht mehr viel los. Aber das sind ja meine Gedanken. Ich weiß ja nicht wirklich, was die anderen denken. Und eigentlich ist es mir auch egal. So schnell gebe ich nicht auf. Ich will noch etwas vom Leben haben."

Dem alleinstehenden Herrn H. gelingt es, seine Scham über seine zunehmende Gebrechlichkeit zu überwinden, indem er sich für eine Gehhilfe entscheidet, die ihm die Teilnahme am sozialen Leben wieder ermöglicht. Er kann seine Situation realistisch und optimistisch einschätzen und hat eine adäquate Lösung für sein aktuelles Problem gefunden.

Erfahrung von Selbstwirksamkeit

Die Erinnerung an Erfahrungen, schwierige Situationen und Herausforderungen gemeistert zu haben, tragen dazu bei, dass die Erinnernden über die notwendigen Kräfte für das Leben verfügt haben. Sie sind nicht zerbrochen, sondern haben Strategien und Ressourcen entwickelt, um Wege aus Krisensituationen zu finden. Diese Erfahrung von Selbstwirksamkeit, das Vertrauen und die Überzeugung, einer Aufgabe gewachsen zu sein, haben sie aus Opferrollen befreit.

BEISPIEL

Durchsetzungskraft

Frau Hanna J. erzählt: „Mein Mann war gewalttätig und alkoholabhängig. Er hat nicht nur mich geschlagen, sondern auch meine drei Kinder. Es war eine grauenvolle Zeit. Aber ich habe immer gedacht, ich müsse ausharren und den Kindern eine Familie bieten. Ich bin daran fast zerbrochen. Eines Tages, als er im Rausch wieder alles kurz und klein geschlagen hatte, sagte ich: ‚Stopp, jetzt reicht es. Das mache ich nicht mehr mit. Ich nehme die Kinder und gehe weg.' Er hat mir noch gedroht, er werde mich fertig machen. Aber mein Entschluss war unumstößlich. Ich konnte und wollte nicht mehr zurück. Auch meinen Kindern zuliebe. Und ich hatte genug von der Opferrolle. Die ersten Monate waren schwierig. Ich hatte kein Geld und manchmal wusste ich nicht, wie es weitergehen sollte. Aber ich habe es geschafft, und zwar aus eigener Kraft. Ich habe keine Hilfe beansprucht. Heute bin ich stolz darauf, mich damals durchgesetzt zu haben. Auch von meinen Kindern höre ich immer wieder, das Weggehen sei auch für sie eine Befreiung gewesen."

Frau J., die aufgrund depressiver Symptome psychologische Hilfe wünschte, konnte sich im Lebensrückblick an Ereignisse erinnern, in denen sie in beinahe ausweglosen Situationen Mut und Stärke gezeigt hat und ihren eigenen Weg gegangen ist. Sie war nicht mehr bereit, sich täglich demütigen zu lassen und den Kindern das Vorbild einer schwachen Mutter zu sein. Dass sie damit den Kindern ein friedliches Familienleben ermöglicht hat, erfüllt sie heute mit Stolz und Selbstachtung. Daraus schöpft sie Vertrauen und die Zuversicht, auch zukünftigen Aufgaben gewachsen zu sein und schwierige Situationen meistern zu können.

Aktivierung von Ressourcen

Im instrumentellen Erinnern treten oftmals die Ressourcen der Patienten zutage. Dies kann Mut geben, daran anzuknüpfen und diese Fähigkeiten wieder zu aktivieren. Ressourcen können vielfältiger Art sein. Soziales Engagement, die Pflege von Freundschaften, künstlerische Fähigkeiten, handwerkliche Fertigkeiten, kreatives Tun können wieder aktiviert werden und helfen aktuelle

Krisen zu überwältigen. Selbst bei dementen Patienten ist eine Aktivierung von Ressourcen noch möglich, um deren Lebensqualität zu verbessern.

Es kann nicht genug betont werden, dass eine der wichtigsten Ressourcen die Fähigkeit zur Selbstreflexion ist, die, wie mehrfach erwähnt, eine entwicklungspsychologische Herausforderung des höheren Alters ist, um die Stufe der Integrität zu erreichen. Selbstreflexion kann auch dann noch aktiviert werden, wenn körperliche Einschränkungen die Teilnahme am aktiven sozialen Leben erschweren oder verunmöglichen. Der Rückblick auf das eigene Leben, die Gestaltung der Biografie bleibt ein kreativer Akt bis zuletzt.

BEISPIEL

Musik als Lebenselixier

Herr Karl N. erzählt: „Ich werde bis an mein Lebensende Musik machen, nur Musik, Musik und nochmals Musik. Ein Leben ohne Musik kann ich mir einfach nicht vorstellen. Ich bin dankbar, dass ich noch Geige spielen kann und dass ich ab und zu auftreten kann. Wenn das dann nicht mehr möglich ist, werde ich einfach nur noch für mich spielen. Ich werde mein bester Zuhörer sein. Und das bis zuletzt."

Herr N. hat, nachdem bei ihm eine beginnende Demenz diagnostiziert worden war, depressive Symptome entwickelt. Er hatte jegliche Lebenslust verloren. Er sah keinen Sinn mehr im Leben. Auf Anraten seiner Frau hat er eine Lebensrückblickstherapie gewünscht. Trotz seiner Demenz, die noch in einem Anfangsstadium war, war Herr N. zur Selbstreflexion fähig. Diese brachte ihn zu der Einsicht, dass er ein reiches, interessantes Leben geführt hat. Mit der Zeit erkannte er, dass er noch immer über viele musikalische Fähigkeiten verfügte, und dass seine Erkrankung noch kein Grund war, die Musik aufzugeben. Seine Lebensenergie erblühte von Neuem, und er widmete sich noch über längere Zeit der Musik.

BEISPIEL

Besseres Verständnis

Frau Iris P. erzählt: „Als ich zu Ihnen kam, hatte ich überhaupt keine Lebensfreude mehr. Ich vegetierte mehr oder weniger dahin. Auch wenn ich lange Zeit das Gefühl hatte, dass die Therapie nichts bringt, merkte ich sehr bald, dass sie mir gut tut. Mit Ihnen zu reden, hat mich beruhigt. Über mein Leben einmal gründlich nachzudenken, hat mir sehr geholfen. Ich habe viel über mich gelernt und kann Vieles besser verstehen, was in meinem Leben passiert ist."

Frau P., die aufgrund depressiver Symptome eine Therapie gewünscht hatte, ist es gelungen, sich auf den Lebensrückblick einzulassen, und damit ihre Vergangenheit mit der Gegenwart zu verknüpfen. Am Ende der Therapie sieht sie die Selbstreflexion als Ressource und als Weg zum reichen Fundus ihrer Erfahrungen. Selbstreflexion wird sie auch nach Beendigung der Therapie anwenden.

Zukunftsgestaltung

Geht man davon aus, dass Lebensrückblick mit Reflexion verbunden ist, rückt die Verknüpfung von Vergangenheit, Gegenwart und Zukunft in den Vordergrund. Der reflexive Lebensrückblick erlaubt somit auch die Planung der Zukunft und möglicherweise die Realisierung unerfüllter Wünsche. Auch wenn die Zukunft im höheren Lebensalter kürzer ist als die Vergangenheit, kann sie doch mit dem Wunsch nach Lebensqualität, nach Wiedergutmachung und gutem Sterben verbunden sein. Auffallend viele Wünsche betreffen die Gesundheit. Der Wunsch nach einem Lebensabend ohne Schmerzen steht bei Vielen an erster Stelle. Dabei geht es wohl kaum um eine Planung, es ist vielmehr eine Hoffnung, auch im Wissen, dass dieser Wunsch oft wenig beeinflussbar ist.

BEISPIEL

Differenzen bereinigen

Herr Kilian J. erzählt: „Ich wünsche mir noch ein paar schöne Jahre mit meiner Frau und möchte mit ihr noch eine schöne lange Reise machen. Ich hoffe, dass sich das Verhältnis zu meinen Kindern verbessert. Das ist mein Herzenswunsch. Ich glaube, dass wir da noch einiges miteinander werden bereinigen müssen. Aber ich bin zuversichtlich, dass uns das gelingen wird. Ich glaube auch, dass auf beiden Seiten der Wille da ist, dass wir unsere Differenzen bereinigen können. Es ist mir auch bewusst geworden, dass es an mir liegt, den ersten Schritt zu tun.“

Herr J. hat in der Lebensrückblickstherapie erkannt, dass seine Ehe viel zu seiner Lebensqualität beizutragen vermag. Dass zwischen den Eheleuten eine langjährige Vertrautheit besteht, gibt ihm die Zuversicht, dass dies noch weitere Jahre bestehen wird. Ihm gelingt zudem die Einsicht, dass er einen großen Anteil an den Konflikten mit seinen Kindern hat. Lange Zeit hatte er seine Kinder vernachlässigt und war als Vater kaum anwesend gewesen, was ihm die Kinder zum Vorwurf machten. Er ist nun bereit, sich seiner Verantwortung zu stellen, indem er den Kontakt zu seinen Kindern sucht, ihnen seine Verhaltensweise erklärt und sich dafür entschuldigt.

BEISPIEL

Ferne Länder sehen

Frau Diana Z. erzählt: „Ich würde gerne nochmals auf Reisen gehen. Persien, Jemen, Ägypten sind Länder, die mich faszinieren. Ich werde mich nächstens darum kümmern. Ich hoffe einfach, dass meine Gesundheit mir keinen Streich spielt. Aber, was auch kommen mag, ich wünsche mir, dass ich die Kraft habe und auch die Einsicht, den richtigen Weg zu gehen."

Frau Z. hat zeitlebens unter ihrem angeborenen Gebrechen gelitten. Trotzdem ist es ihr jahrelang gelungen, diesen Einschränkungen zu trotzen, indem sie ein sehr aktives Leben gelebt hat. Aufgrund von depressiven Symptomen hat sie eine Lebensrückblickstherapie gewünscht. Am Ende der Therapie hat sie ihre Lebensfreude zurückgewonnen. Die Erinnerung an all das, was sie trotz ihrer Behinderung geschaffen hat, gibt ihr die Sicherheit, noch weiterhin am Leben teilnehmen zu können.

Zusammenfassung

Bei allen Patienten fällt die positive Bilanzierung des Lebens auf. Es sind Biografien, die nicht gradlinig verlaufen sind, die Brüche und Richtungsänderungen aufweisen. Es gelingt jedoch den Patienten, im therapeutischen Prozess der Selbstreflexion diese Erfahrungen zu integrieren. Allen Patienten gelang es, die akute psychische Krise zu überwinden, ihre Ressourcen zu aktivieren und Zukunftspläne zu schmieden. Die Erfahrung von Selbstwirksamkeit ermöglichte ihnen, ihre Kompetenzen wieder wahrzunehmen, und dadurch ihr brüchig gewordenes Selbstbild zu stärken.

Trotz der Beispiele positiver Lebensrückblicke soll nicht verschwiegen werden, dass die Therapie nicht immer bei allen Patienten möglich ist. Die Lebensrückblickstherapie kann auch scheitern. Oftmals sind Patienten nicht gewillt, auf ihr Leben zurückzuschauen. Sie sehen den Sinn nicht ein. „Was vorbei ist, ist vorbei", ist zu hören. Wahr ist, dass die Vergangenheit nicht mehr verändert werden kann. Was jedoch veränderbar ist, ist die Sicht auf die vergangenen Ereignisse. Es gilt, die Patienten zu befähigen, die Verantwortung für ihr Leben zu übernehmen. Es braucht Geduld und Überzeugungskraft der Therapeutin oder des Therapeuten, dem Patienten darzulegen, welch kostbares Gut die eigene Biografie ist. Ob dies gelingt, hängt mit der Tragfähigkeit der therapeutischen Beziehung zusammen. Aber immer wieder geschieht es, dass Patientinnen und Patienten die Therapie abbrechen, weil es ihnen schwer fällt, sich auf den therapeutischen Prozess einzulassen. Gründe dafür können mangelnde Motivation, unrealistische Ansprüche und Erwartungen an die Therapie und die Therapeutin oder den Therapeuten und, damit verbunden, eine brüchige, nicht tragfähige therapeutische Beziehung sein. Abschließend werden Ziele für die Lebensrückblickstherapie postuliert, die nicht unbedingt den Anliegen der Patientinnen und Patienten entsprechen müssen und die ihnen zu Beginn der Therapie möglicherweise kaum bewusst sind:

- Größere Wahrhaftigkeit sich selber gegenüber,
- Einsicht in die Unabänderlichkeit der Vergangenheit,
- Stärkung der Selbstreflexion,
- Integration dessen, was gewesen ist,
- Neu-Bewertung des Lebens,
- veränderter Umgang mit der Vergangenheit,
- Gelassenheit,
- Unbewusstes bewusst machen,
- nicht nur heilen von Symptomen.

Der Lebensrückblick ist kein Spaziergang. Es braucht den Mut und die Bereitschaft der Patienten, sich auf eine oftmals ungewisse innere Reise zu begeben. Damit die therapeutischen Ziele erreicht werden können, ist manchmal schmerzhafte Arbeit notwendig, auch wenn der Humor genauso zur Therapie und zur Selbstreflexion gehört. Erinnern ohne Selbstreflexion bleibt im Anekdotischen stecken und erfüllt seinen Zweck nicht. Es gilt, Verunsicherung auszuhalten. Wahrhaftigkeit sich selber gegenüber beinhaltet die Beschäftigung mit den eigenen Wünschen, mit der eigenen Haltung, mit dem eigenen Selbst. Die Wahrhaftigkeit sich selber gegenüber gilt im Übrigen auch für die Therapeutin, den Therapeuten.

> **!** Ziel der Lebensrückblickstherapie ist die Befähigung des Patienten, durch Selbstreflexion die Verantwortung für sein Leben zu übernehmen.

5.7 Auswirkungen der Lebensrückblickstherapie

Als Therapeutin kann ich immer wieder die Wirksamkeit der Lebensrückblickstherapie beobachten. Die Menschen, die in die Therapie kommen, haben die dringende Bitte, dass ihnen geholfen werde, weil die aktuelle Lebenssituation belastend, kränkend, sinnlos, sei. Menschen, die in großer Not den Schritt wagten, sich therapeutische Hilfe zu holen, machten im Laufe der Therapie, in der sie auf ihr Leben zurückblickten, immer wieder die Erfahrung, dass ihr aktuelles Leben wieder an Qualität gewinnen konnte. Für viele brauchte es Mut, sich ihrer Vergangenheit zu stellen, waren sie doch aufgefordert, auch Intimes, nie Erzähltes, Geheimnisse einem Gegenüber anzuvertrauen, einem Gegenüber, das sie nicht kannten und von dem sie selber kaum etwas wussten. War erst einmal die Vertrauensbasis geschaffen, begannen sie von Ereignissen zu erzählen, die sie noch nie jemandem anvertraut hatten, aus Angst, nicht ernst genommen und entwertet zu werden. Zu diesen Berichten gehörten Ereignisse, die Schuld und Scham ausgelöst hatten, die gesellschaftlich nicht akzeptiert waren, die jedoch, oftmals verdrängt oder vergessen, ihre unheilvolle Wirkung taten, die Symptome auslösten und damit die Lebensqualität in hohem Maße beeinträchtigten. Die Patientinnen und Patienten erlebten zuerst ein Gefühl der Befreiung. Diese wiederum bewirkte, dass sie mutiger auf ihr Leben zurückblicken konnten. Die therapeutische Beziehung trug das Entscheidende dazu bei, dass die Patientinnen es wagten, nicht nur zu erzählen, sondern die Bedeutung der Ereignisse zu erkennen, sich und damalige Verhaltens- und Handlungsweisen zu hinterfragen. Ihre anfängliche Sorge, was vorbei sei, sei nicht mehr rückgängig zu machen, wich allmählich der Neugier, welche Entwicklungsmöglichkeiten sich eröffnen könnten. Die „Reise nach innen" wurde als Bereicherung und als spannende Erfahrung empfunden, steigerte die Motivation und führte zu einem heilsamen psychischen Prozess. Dies half ihnen, das Geschehene in ihr Leben einzuordnen, die Vergangenheit in neuem Licht zu sehen und Ressourcen für die Bewältigung des aktuellen Lebens zu entdecken. Ein ausführliches Fallbeispiel soll dies verdeutlichen.

BEISPIEL

Verantwortungsbewusstsein: Frau Irma V.

Die 70-jährige Frau Irma V. bat mich in einem völlig erschöpften Zustand telefonisch um Hilfe. Sie könne einfach nicht mehr. Sie sei ausgelaugt, mit ihren Kräften am Ende, fühle sich depressiv und überfordert. Am Morgen würde sie am liebsten nicht mehr aufstehen. Ob ich etwas für sie tun könne, war ihre Bitte. Ich lud sie zu einem Erstgespräch ein. Sie schilderte ihren Zustand und die Umstände, die dazu geführt hatten. Seit fünf Jahren pflegt sie ihren um 13 Jahre älteren, dementen Ehemann. Für sie sei es selbstverständlich gewesen, für ihn da zu sein und ihn zu betreuen. Auf keinen Fall wolle sie ihn in ein Heim geben. Aber die Betreuung werde immer aufwändiger. Auf meine Frage, ob sie dabei Hilfe habe, meinte sie erstaunt und etwas empört, das sei doch allein ihre Aufgabe. Sie seien vierzig Jahre verheiratet und da stehe man in jeder Situation zueinander. Sie hätten immer alles gemeinsam unternommen und nun könne sie nicht einfach davonlaufen. Obwohl sie dies manchmal am liebsten täte. Sie hätten bei der Heirat versprochen, füreinander da zu sein, „bis dass der Tod euch scheidet". Dieses Versprechen nehme sie heute noch ernst. Aber sie sei völlig überfordert. Ihr Mann könne nichts mehr ohne ihre Hilfe erledigen. Die Krankheit sei schon so weit fortgeschritten, dass er sich weder alleine ankleiden noch selbstständig essen könne. Manchmal erkenne er sie nicht mehr und frage mürrisch, was sie hier zu suchen habe. Die Nächte seien besonders schlimm. Er sei nachts unruhig, stehe immer wieder auf und finde sich nicht mehr zurecht. Sie könne sich nicht erinnern, wann sie das letzte Mal eine ganze Nacht ohne Unterbrechung geschlafen habe. Seine geliebten Spaziergänge könne er auch nicht mehr machen, ihm fehle die Kraft. Die Kinder erkenne er nicht mehr. Am schlimmsten sei für sie, dass er sich charakterlich so verändert habe. Er, der früher die Geduld in Person gewesen sei, sei heute ungeduldig und aggressiv geworden. Wegen nichts und wieder nichts „schnauze" er sie an. Das sei so kränkend. Sie könne ihm nichts mehr recht machen. Manchmal habe sie eine Riesenwut auf ihn und schreie zurück. Dann habe sie ein furchtbar schlechtes Gewissen. Sie hätten kaum mehr Besuch und lebten sehr zurückgezogen. Den Kontakt zu ihren Freundinnen habe sie abgebrochen, da sie keine Zeit dazu habe. Bis jetzt habe sie sich nicht getraut, sich jemandem anzuvertrauen. Sie schäme sich zu sehr, weil sie der Ansicht sei, sie müsse dies doch alleine schaffen. Auch dem Hausarzt gegenüber habe sie immer diejenige gespielt, die alles im Griff hat. Dessen Vorschlag, fremde Hilfe anzunehmen, habe sie vehement abgelehnt. Nur letzthin habe er ihr gesagt, sie solle auch auf sich schauen. Da sei sie in Tränen ausgebrochen. Daraufhin habe der Arzt ihr eine Psychotherapie empfohlen, mit dem Hinweis, ihrem Mann sei auch nicht geholfen, wenn es ihr nicht gut gehe. Frau V. nimmt meinen Vorschlag einer Lebensrückblickstherapie gerne an, ist sie doch der Meinung, dass ihr jetziger Zustand möglicherweise auch mit ihrer Vergangenheit zusammenhängen könnte.

Die Patientin ist sehr motiviert und berichtet ausführlich aus ihrem Leben. Sie ist als Älteste von fünf Kindern in einer kleinen Stadt aufgewachsen. Sie stammt aus ärmlichen Verhältnissen. Der Vater war Hilfsarbeiter und die Mutter hat in der Fabrik gearbeitet. Aber das Geld habe hinten und vorne nicht gereicht. Die Mutter sei eine fromme Katholikin gewesen, während der Vater sich nicht viel aus der Religion gemacht habe. Die Mutter war in diesem Bereich tonangebend und habe die Kinder stets zur Frömmigkeit angehalten. Auch hatte sie strenge moralische Vorstellungen und drohte ihren Kindern, Gott sehe alles. Aber dies habe sie immer nur gesagt, wenn die Kinder unartig gewesen seien. Vom Vater hätten die Kinder nicht viel gehabt. Er habe sich kaum am Familienleben beteiligt, habe Frau V. immer wieder darauf hingewiesen, dass es an ihr sei, für die kleineren Geschwister zu sorgen. Sie sei für diese verantwortlich. Wiederholt habe sie hören müssen, sie müsse mit dem guten Beispiel vorangehen. Aber sie habe eigentlich gar nie gewusst, was ein gutes Beispiel sei. Sie könne sich nur erinnern, dass sie als Kind kaum gespielt habe. Wenn sie es doch gewagt hatte, habe die Mutter sie gescholten und ihr vorgehalten, sie sei dann schuld, wenn sie, die Mutter, sich „zu Tode krampfe“. So sei sie immer auf der Hut gewesen, ja nichts zu übersehen, was die Mutter hätte kränken können. Sie sei oft traurig gewesen, habe sich aber nie getraut, sich jemandem anzuvertrauen. Für sie sei es doch selbstverständlich gewesen, stets der Mutter zu helfen, sie zu pflegen, wenn sie krank war. Es habe aber noch etwas gegeben, über das sie nie sprechen durfte, weil es ihr die Mutter verboten hatte: Ihr Vater sei Alkoholiker gewesen und habe mehrmals seine Stelle verloren. Das sei ein Familiengeheimnis gewesen. Aber sie wisse noch, wie sehr sie sich geschämt habe. So habe sie oft nicht einschlafen können, weil die Eltern sich laut stritten und die Mutter geweint hat. Es sei für sie schwer auszuhalten gewesen, wenn die Mutter weinte und sie das Gefühl hatte, sie sei daran schuld, wenn es ihr nicht gelang, sie zu trösten. Sie könne sich daran erinnern, dass sie oft Angst hatte. Angst, die Mutter könnte sterben. Eine Angst, die sie als Klumpen im Magen verspürt habe. Das gleiche Gefühl habe sie auch in der aktuellen Situation wieder, wenn sie das Gefühl überkomme, sie sei allein für ihren Mann verantwortlich. Sie sei eine gute Schülerin gewesen, habe eine kaufmännische Lehre absolviert und anschließend in einem anspruchsvollen Beruf gearbeitet. Sie habe eine verantwortungsvolle Stelle in einer Versicherung gehabt. Sie habe jung geheiratet und drei Kinder bekommen. Ihren Beruf habe sie sehr geliebt, ihn aber nach der Geburt des ersten Kindes, wenn auch schweren Herzens, aufgegeben. Sie seien eine glückliche Familie gewesen. Zwischen ihrem Mann und ihr sei nie ein böses Wort gefallen. Der Kontakt zu ihrer Herkunftsfamilie sei sehr lose. Zu einer ihrer Schwestern bestehe ein gutes Verhältnis. Aber auch ihr erzähle sie nichts von ihrer belastenden Situation. Schließlich sei es ja ihre Aufgabe, für ihren Mann zu sorgen. Sie schäme sich sehr, dass sie, trotz guten Willens, einfach nicht mehr könne, keine Kraft mehr habe.

Frau V. erzählt eindrucksvoll von ihrer Kindheit. Ihre narrative Kompetenz äußert sich darin, dass sie nachvollziehbar ihre Erfahrungen schildert. Sie wendet sich immer wieder direkt an mich, die Therapeutin: „Sie müssen sich das mal vorstellen. Sie werden das kaum glauben." Es scheint ihr wichtig, eine Beziehung zu mir herzustellen. Sie, die sich nie jemandem anvertrauen konnte oder durfte, wagt es, mir ihr Leid zu klagen. Sehr bald berichtet sie, diese Gespräche täten ihr so gut. Sie hätte nie gedacht, dass sie jemals Hilfe in Anspruch nehmen würde. Im Rückblick merke sie, dass sie immer das Gefühl gehabt habe, sie müsse alles allein schaffen, weil es in ihrer Verantwortung gelegen habe. Das sei tief in ihr drin. Als ich sie darauf hinweise, dass sie eine für ein Kind viel zu große Last getragen habe, bricht die Patientin zum ersten Mal in Tränen aus. Sie weint immer wieder, hadert eine Zeit lang mit ihrer Kindheit, in der sie nie habe Kind sein dürfen. Allmählich erkennt sie jedoch, dass sie aus dieser Zeit auch viel gelernt habe: Ausdauer, Kraft, Verantwortungsbewusstsein. Sie wertet dies heute als Ressourcen, die ihr im Laufe ihres Lebens immer wieder geholfen hätten. Die Erinnerungen lassen sie erkennen, dass es ihr bis heute schwerfällt, sich abzugrenzen, ihre Grenzen anzuerkennen und einmal „Nein" sagen zu können. Ihre anfänglich als stets harmonisch beschriebene Ehe sei möglicherweise gar nicht so harmonisch gewesen. Sie habe einfach immer zu allem „ja" gesagt, auch wenn sie innerlich oft wütend gewesen sei. Aber sie habe unter allen Umständen ihren Kindern eine intakte Familie bieten wollen. Sie wollte ihnen ihre eigenen Kindheitserfahrungen ersparen. Eigentlich hätte sie gerne wieder in ihrem früheren Beruf gearbeitet. Aber ihr Mann sei strikt dagegen gewesen. So habe sie sich gefügt, weil sie keinen Streit wollte. Bei diesen Schilderungen fällt Frau V. auf, dass es ihr schwer fällt, ihre Ansprüche geltend zu machen. Noch immer wirkt die alte Angst aus früheren Tagen. Im fortschreitenden selbstreflexiven Prozess sieht sie einen Zusammenhang zwischen ihrer aufopfernden Fürsorge für ihren Mann und ihrer Rolle in der Kindheit. Sie erkennt auch, dass ihre Schuldgefühle und die Scham nicht angebracht sind, dass sie ein Ergebnis ihrer strengen Erziehung sind. Neben Trauer verspürt Frau V. zunehmend Wut und Empörung darüber, dass ihre dies in der Kindheit angetan worden ist, aber auch darüber, dass sie im späteren Leben Demütigungen und Ausbeutung zugelassen hat. Anfänglich sind der Patientin diese Gefühle sehr unangenehm, widersprechen sie doch ihrem Selbstbild. Sie ist jedoch zunehmend fähig, diese Emotionen als situationsadäquat zu sehen, und dass das Empfinden solcher Gefühle ihrem Selbstbild nicht abträglich sein müssen. Sie fasst neuen Mut, sieht ein, dass sie, trotz der schweren Krankheit ihres Mannes, das Anrecht auf eigene Bedürfnisse hat, und dass sie selbstbewusst Hilfe und Entlastung in Anspruch nehmen darf, auch wenn ihr dies zuerst noch sehr fremd ist. Sie entwickelt sich von einer hilflosen, verbitterten, in einer Opferrolle verharrenden Frau, die in ihrem Leben nur noch das Schwere, Belastende gesehen hat, zu einer mutigen Kämpferin für ihre eigenen Rechte, ohne ihre Verantwortung für ihren Gatten zu vernachlässigen, dies jedoch in einem für sie erträglichen und lösbaren Maß. Im Rückblick kann sie sich eingestehen, dass es auch in ihrer Ehe schwierige Zeiten gegeben hat, dass jedoch die gemeinsame Geschichte, das gemeinsam Durchgestandene zu einem Reichtum geworden ist, den ihr, trotz des Verlustes der geistigen Fähigkeiten ihres Mannes, niemand nehmen kann. Diese Erkenntnis hilft ihr, ihr Leben in einem positiven Lichte zu sehen. Sie hat der vom Hausarzt empfohlenen Heimeinweisung ihres Mannes zugestimmt. Sie besucht ihn oft, nimmt liebevoll Anteil an seinem Schicksal, ohne sich über ihre Kräfte hinaus vereinnahmen zu lassen.

Bei Frau V. hat die Lebensrückblickstherapie nachhaltig gewirkt. Als ich mich nach einem Jahr nach ihrem Ergehen erkundige, erlebe ich eine im Vergleich zum Beginn der Therapie lebensfrohe, vitale Frau. Sie engagiert sich in der Freiwilligenarbeit, knüpft neue Freundschaften und nimmt wieder am gesellschaftlichen und kulturellen Leben teil. Trotzdem vernachlässigt sie die Beziehung zu ihrem demenzkranken Mann nicht. Liebevoll kümmert sie sich um ihn, besucht ihn, geht mit ihm spazieren. Sorgt sich auch um ihn und trauert um den Beziehungsverlust. Aber die Last der intensiven Betreuung und Pflege hat sie abgeben können. Es war nicht das bloße Erinnern, das heilte, es brauchte, psychodynamisch betrachtet, die Verarbeitung der ausgelösten Emotionen und deren Einordnung im Lebenslauf, die schließlich zu einer realistischen, keineswegs beschönigenden aber positiven Bilanzierung des Lebens führten. Frau V. hat die von Erikson postulierte Entwicklungsaufgabe des höheren Lebensalters – vom Lebensekel zur Integration – gemeistert. Indem sie entscheidend zur Entspannung der krisenhaften Lebenssituation beigetragen hat, stärkte diese Erfahrung von Selbstwirksamkeit ihre Resilienz und verbesserte ihr Selbstbild.

! Durch die Lebensrückblickstherapie kann die unheilvolle Wirkung von Verdrängtem, Vergessenem, Verschwiegenem aufgelöst und die Vergangenheit in neuem Licht gesehen werden.

5.8 Spiritualität und Religiosität in der Lebensrückblickstherapie

Älterwerden bringt einschneidende Veränderungen und Übergänge mit sich. Die Nähe zum eigenen Tod, die Angst vor Krankheit, Leiden und Sterben, der Verlust nahestehender Personen sind Themen, die ältere Menschen beschäftigen, beunruhigen oder gar umtreiben. Je nach Persönlichkeit können diese Übergänge Chance oder Krisen bedeuten. Für viele Menschen haben in Krisenzeiten religiöse Orientierungen eine große lebenspraktische Bedeutung, weil sie ihnen Antworten geben auf jene Verunsicherungen, die mit zunehmenden Verlusterfahrungen und der Nähe zum Tod erlebt werden. Religion und Spiritualität eröffnen den Gläubigen Möglichkeiten des Denkens, Fühlens und Handelns.

Schirrmacher (2004), der Autor des viel beachteten Buches „Das Methusalem-Komplott", ist der Meinung, dass jene Gesellschaften am erfolgreichsten seien, die aus religiösen, spirituellen und kulturellen Überzeugungen eine kreative Kraft für das Altern schöpfen. Religiosität und Spiritualität können ein Grundvertrauen schaffen. Sie geben dem Menschen ein Grundgefühl, dass es im eigenen Leben einen Zusammenhang und einen Sinn gibt, dass ihr Leben kohärent ist. Diese Aussage hat für den therapeutischen Bereich eine hohe Bedeutung.

Der Umgang mit Spiritualität und Religiosität von älteren Patientinnen und Patienten war allerdings lange Zeit ein vernachlässigtes Thema in der Psychotherapie. Studien zeigen jedoch, dass ohne die Integration der individuellen Glaubensvorstellungen und –erfahrungen eine gute Behandlung erschwert wird. Bäurle (2005) geht davon aus, dass auf der Seite der Therapeutinnen mangelnde Selbsterfahrung, Angst, spirituelle Bedürfnisse nicht befriedigen zu können und dem Patienten eigene Überzeugungen überzustülpen, in seinen intimen psychischen Bereich einzudringen, sowie mangelnde professionelle Glaubwürdigkeit Gründe für diesen Notstand seien. Aber Religiosität und Spiritualität können schädlichem Verhalten entgegenwirken und zur Reduktion chronischer Stressoren beitragen.

Es ist wissenschaftlich nachgewiesen, dass die Suizidrate religiös gebundener älterer Menschen deutlich geringer ist, als diejenige der alten Menschen, die sich als nicht religiös bezeichnen. Religiöse Bindungen sind psychologische Ressourcen und unterstützen die Selbstachtung, das Selbstwertgefühl und die Ich-Integrität.

Auch wenn der Umstand, dass alte Menschen Halt in der Religion finden, differenziert betrachtet werden muss, ist es offensichtlich, dass der Mensch ein ausgeprägtes Bedürfnis nach Irrationalem, Mystischem in sich trägt. Diese Überlegungen ziehen folgende Fragen nach sich:

- Wie werden Spiritualität und Religion definiert?
- In welchem Zusammenhang stehen sie zueinander?
- Welche Bedeutung haben sie im höheren Lebensalter?
- Welches ist die Wirkung von Spiritualität und Religiosität?
- Sollen Religiosität und Spiritualität in der Psychotherapie mit älteren Menschen gefördert werden?
- Sind Religiosität und Spiritualität immer nur Ressourcen oder bergen sie auch Gefahren?

Um diese Fragen beantworten zu können, bedarf es vorerst einer Klärung der Begriffe.

Spiritualität

In der Brockhaus Enzyklopädie (1993) wird Spiritualität als Frömmigkeit, als eine vom Glauben getragene und grundsätzlich die gesamte menschliche Existenz prägende „geistige" Orientierung und Lebensform definiert. Gemeint ist damit das innere geistige Wesen, im Gegensatz zur Materialität. Van Tillo (1998) sieht in ihr eine erfahrungsgerichtete geistige Orientierung, die individuell unterschiedlich ist, die nicht organisiert oder kaum institutionalisiert ist. Der Autor versteht sie als religionsunabhängige Geisteshaltung, deren wesentliches Merkmal eine zunehmende Orientierung des Lebens an der Sinnfrage, der Selbstreflexion und Selbstsuche ist, welche einen Prozess der Selbstwerdung, der Individuation in Gang setzt.

Für Hull (2002) kann Spiritualität sowohl religiös als auch eine Spiritualität der Kunst, der Literatur, der Musik oder selbst der Wissenschaft sein. Das entscheidende Kriterium sieht er im Überschreiten des rein Biologischen. Für Scharfetter (1999) ist Spiritualität eine besondere religiöse Lebenseinstellung, die sich auf das All-Eine, das umgreifende eine Sein bezieht, das dem Menschen als unfassbares Geistiges erscheint. Spiritualität wird verstanden als transzendentales Selbst- und Weltverständnis, das sich nicht ausdrücklich auf eine göttliche Instanz beziehen muss. In der christlichen Tradition wird die biografische Bedeutung des Begriffes Spiritualität als: „Wachstum, Reifung, Unterwegssein, Fortschreiten, Aufstieg, Dynamik und Pilgerschaft" charakterisiert (Bäumer & Plattig, 1998, S. 154). Dahlgrün (2009) definiert Spiritualität als Suche des Menschen nach dem Sinn sowie nach dem Wahren, Schönen und Guten, als Erfahrung von Ganzheit und Liebe.

Religiosität

Auch für die Religiosität finden sich unterschiedliche Definitionen. So definieren Schreiter, Gasser und Haske Pelsoeczy (2005) Religiosität als rituelle Handlung, als Zugehörigkeit zu einer Lehre, als religiöses Gefühl, als religiöses Wissen und mit einem Gemeinschaftsbezug. Jede dieser Komponenten lässt sich in den Dimensionen Inhalt, Häufigkeit, Intensität und Zentralität messen.

Reich (2003) sieht das Verhältnis zwischen Religion und Spiritualität so, dass idealtypisch religiöse Spiritualität den Kern von Religion und Religiosität darstellt. Dabei ist Spiritualität eine innere Erfahrung, die sowohl kognitive wie auch affektive und motivationale Elemente beinhaltet. „Religiosität beschreibt die Identifikation des Menschen mit einem Glaubenssystem, für das Transzendenz und Existenz des Göttlichen konstitutiv sind" Kruse (2005, S. 54). Allport (1950) unterscheidet zudem zwischen intrinsischer und extrinsischer Religiosiät. Er setzt Spiritualität mit der intrinsischen Religiosität gleich.

Auch wenn Religiosität und Spiritualität unterschiedliche Begriffe sind, finden sich Hinweise darauf, dass eine höhere Ausprägung von Spiritualität oftmals mit einer höheren Ausprägung von Religiosität einhergeht.

Religiosität und Spiritualität im Alter

Religiosität und Spiritualität sind keine spezifisch gerontologischen Themen. Elgeti (2003) formuliert die These, wonach sich alte Menschen bezüglich ihrer Religiosität nicht von jüngeren unterscheiden. Es gibt allerdings Besonderheiten im Erleben alter Menschen, die sich aus dem Erleben der Zeitlichkeit ergeben. Nach Elgeti ist das seelische Erscheinungsbild alter Menschen gekennzeichnet durch

- den Zuwachs an komplexem Wissen,
- die Veränderung der Wahrnehmung und des Körpererlebens,
- eine Veränderung der Kommunikation.

Der Rückblick auf ein langes Leben, auf die darin getroffenen Entscheidungen und deren Folgen bringt einerseits Befriedigung und Freude über Gelungenes und Erfolgreiches, „andererseits löst er aber auch Schmerz und Scham über die Unzulänglichkeiten der eigenen Person, die vergebenen Chancen, das Bedauern der Fehler, Schuldgefühle und den Wunsch nach Wiedergutmachung aus" (Elgeti, 2003, S. 138). Alte Menschen sind in dem Sinne religiöser als junge, dass sie aufgrund zunehmender Lebenserfahrung „eine konkrete Anschauung ihrer eigenen seelischen Gestalt entwickeln und sich der Wunsch, sich als sinnhafte Existenz zu bejahen, intensiviert" (Elgeti, 2003, S. 138).

Das Erleben der Zeitlichkeit und die Antizipation der Endlichkeit gestalten das religiöse Verhalten. Kramer (2005) sieht im „Lebenssatt-Werden" den Sinn des Alters, bestehend in der Akzeptanz des Lebens mit all seinen Höhen und Tiefen, mit Dankbarkeit und Bejahung dessen, was war. Spiritualität in der dritten Lebensphase ist ressourcenorientiert. Spirituelle Ziele dieser Lebensphase können folgendermaßen formuliert werden:

- *Vernachlässigtes pflegen*: Anstelle von Leistungsorientierung und von teilweise beruflich bedingter erfahrener Selbstentfremdung tritt Selbstbestimmung, die Raum schafft für die Pflege von Begabungen, für den gestaltenden Umgang mit sich selber und anderen Menschen. Bisher ungelebtes Leben wird gelebt und wird als Ganz-Werden erlebt.
- *Stärkung der religiös-spirituellen Dimension:* Nach Kramer haben alle existenziellen Erfahrungen in der Tiefe eine religiöse Dimension. In diesem Sinne beinhaltet Spiritualität Entwicklung von Glaubenshaltungen wie Vertrauen, Dankbarkeit, Geborgenheit. Es geht weniger darum, *was* sondern *wie geglaubt wird.*
- *Akzeptanz der eigenen Endlichkeit*: Das Sterben wird ins Leben einbezogen. Es stellt sich die Frage, was man im Leben noch erreichen will, was losgelassen werden kann. Lebenssatt-Werden wird in diesem Sinne zu Lebensweisheit und Lebensdankbarkeit.

Für die Hochaltrigkeit, die vierte Lebensphase, lassen sich ebenfalls Ziele formulieren:

- *Kraft schöpfen in Geborgenheit*: Erinnerungen können zur kraftspendenden Geborgenheit werden. Geborgenheit kann auch in der Liebe Gottes gesucht werden.
- *Gelebtes Leben annehmen*: dazu gehört das Bilanzieren des gelebten Lebens. All das, was gewesen ist, kann in seiner Ambivalenz angenommen und bejaht werden.
- *Spuren setzen und loslassen*: Wünsche nach dem Hinterlassen von Spuren können Menschen auf dem Weg zum Sterben beruhigen.

Gefahren im Umgang mit Religiosität und Spiritualität

Der salutogenetische Effekt von Spiritualität und Religiosität könnte dazu verleiten, zu übersehen, dass diese Themen auch Gefahren bergen können. Häufig begegnet man Patienten, in deren prägenden Phasen kindlicher Entwicklung Zwang und Drohung als pädagogische Maßnahmen in der religiösen Erziehung verbreitet waren. Die Vermittlung eines negativen Gottesbildes, eines strafenden, strengen Gottes kann eine große Belastung mit sich bringen, die Schuld- und Schamgefühle erzeugen kann. Freud (1927) sprach in diesem Zusammenhang von „ekklesiogenen Neurosen“. In seiner Religionskritik wies er auf den pathogenen Effekt der Religion hin. Er ging sogar so weit, die Religion selber als Neurose zu bezeichnen. Ebenso können Erlösung und Erleuchtung versprechende Heilslehren Hilfe suchende und verunsicherte Menschen in unheilvolle Abhängigkeiten verstricken. Spiritualität muss deshalb klar von Okkultismus, Parapsychologie und Esoterik abgegrenzt werden.

Religiosität und Spiritualität als Ressource für den Umgang mit Grenzerfahrungen im Alter

Der Verlust des Partners, eines nahestehenden Menschen, eine schwere Erkrankung, chronische Leiden und Behinderungen und der damit verbundene Eintritt in ein Pflegeheim sind Grenzerfahrungen, die Krisen auslösen können. Diese können zu einer existenziellen Herausforderung oder Bedrohung für ältere Menschen werden (Kruse, 2004). Spirituelle Ressourcen können eine Hilfe sein für einen kreativen, gelingenden Umgang mit belastenden Situationen, eine Hilfe, diesen Grenzerfahrungen in Würde zu begegnen, sie zu verarbeiten und in das eigene Leben zu integrieren. Sie können aber auch dazu beitragen, die Erfahrung von Geborgenheit, von Getragensein, von etwas Umfassendem zu machen. So erfährt der alte Mensch, dass er an seinem Leiden nicht zerbrechen muss, sondern die Möglichkeit hat, sich weiter zu entwickeln.

> *„Spirituelle Begleitung kann einen Raum öffnen, in welchem der alte Mensch seinem Erleben und seinen Sorgen überhaupt Ausdruck verleihen kann. Identität und Lebenssinn können dann unter Rückgriff auf biografische Momente aktualisiert werden.“ (Sperling, 2004, S. 637)*

Die Bedeutung von Religiosität und Spiritualität in der Psychotherapie mit älteren Menschen

Es stellt sich die Frage, ob die Förderung von Spiritualität eine Aufgabe der Lebensrückblickstherapie mit älteren Menschen ist. Radebold (2005) vertritt die Ansicht, dass für die Psychotherapie folgende Fragen von Interesse sind:

- Warum wird die Frage nach der eigenen Spiritualität zu diesem Zeitpunkt bei dieser Patientin, diesem Patienten für diese Therapie wichtig?
- War diese Frage sogar Anlass für die Suche nach einer Psychotherapie?

Der Autor führt vielfältige Gründe dafür auf:

- religiös begründete Schuldgefühle wegen vermeintlich unerlaubt eingestufter Bedürfnisse, Triebimpulse, Affekte (v. a. bei Schuldgefühlen im Zusammenhang mit einer depressiven Erkrankung),
- eine Glaubenskrise,
- die Sinnfrage anlässlich einer Katastrophe,
- die eigene Lebensbedrohung durch eine Krankheit.

Auch wenn im hohen Alter eine Wiederherstellung auf der physiologischen Ebene oftmals wenig wahrscheinlich ist, so ist psychische Heilung bis ans Lebensende möglich. Einen Weg zur Heilung bietet die Möglichkeit des Lebensrückblicks an. Er ist nicht nur ein Heilverfahren bei Störungen. Er ist auch als Hilfe zur Optimierung des Lebens zu verstehen. Sofern für den Patienten Religiosität oder Spiritualität bedeutsame Themen darstellen, wird seine Frage nach den Grundlagen seiner Existenz zu einem bestimmten Zeitpunkt Gegenstand der Reflexion im psychotherapeutischen Prozess.

Diese Reflexion kann aber nur im Rahmen einer tragfähigen, emotionalen Bindung in einer für den Patienten fruchtbaren Weise geleistet werden. Dies ist dann möglich, wenn der Therapeut offen ist für jene Erfahrungen, die der Patient in der religiösen oder spirituellen Praxis gewinnt. Dies bedeutet, dass der Therapeut im Sinne gleichschwebender Aufmerksamkeit die berichteten Erfahrungen des Patienten vorurteilsfrei reflektieren muss, um dadurch deren Bedeutung für den Patienten verstehen und spiegeln zu können. Dabei ist es unerlässlich, den biografischen Kontext zu berücksichtigen. Auf diesem Hintergrund sieht Radebold (2005, S. 310) folgende Aufgaben für die Lebensrückblickstherapie:

- Der Psychotherapeut muss aufgeschlossen sein für die Fragen im Zusammenhang mit Spiritualität, Gläubigkeit, Frömmigkeit, Glaubensüberzeugungen wie auch Lebenssinn. Das Interesse des Psychotherapeuten für diese Fragen und seine Bereitschaft, sie zu akzeptieren, sind entscheidende Voraussetzungen dafür, dass sie überhaupt Platz in der Psychotherapie erhalten dürfen und in welcher Form dies geschieht.

- Auf der Grundlage dieses Wissensstandes muss zunächst geklärt werden, ob es sich um eine neurotische Störung mit Schuldgefühlen und Selbstvorwürfen, um eine schuldhafte schwere Depression, um eine traumatische Erfahrung oder um die Suche nach einer neuen geistigen Einstellung handelt.
- Sinngebung kann nicht Aufgabe der Lebensrückblickstherapie sein. Sie kann höchstens Hilfestellung für die Patientin oder den Patienten bei der eigenverantwortlichen Sinnsuche sein, z. B. wenn mit Hilfe des Lebensrückblicks herausgearbeitet wird, um welche individuelle, mit Spiritualität zusammenhängende Frage es sich überhaupt handelt. Lebensrückblick und Selbstreflexion können den Prozess der Suche unterstützen und begleiten. Dabei sollte beachtet werden, dass Sinnsuche und dazu noch transzendentale Sinnsuche Patient und/oder Psychotherapeut dazu verführen kann, bestehende Konflikte nicht gezielt und im notwendigen Ausmaß zu bearbeiten.
- Schließlich bedürfen Patienten anlässlich einer akuten Bedrohung, einer traumatischen Erfahrung oder nach einem Suizidversuch einer professionellen Krisenintervention und Hilfe, nicht aber einer diesbezüglichen Sinnsuche.

Aufgrund all dieser Überlegungen zieht Radebold (2005) für Theorie und Praxis der Psychotherapie mit älteren Menschen folgende Schlüsse:

- Spiritualität wird als Teilaspekt von Entwicklungsaufgaben verstanden. Um den damit verknüpften, jeweils sehr individuellen Fragestellungen über 60-Jähriger gerecht zu werden, bedarf dieser Aspekt der besonderen Beachtung und Akzeptanz.
- Es ist entscheidend, ob Psychotherapeuten ein bestimmtes Thema tolerieren, akzeptieren, ob sie sich für eine Fragestellung interessieren, spezifische Aufgabenstellungen fördernd begleiten oder ob sie durch ihr Desinteresse diese Themen vorbewusst mit einem Tabu belegen.
- Die Thematisierung der Spiritualität kann sehr individuelle Problembereiche klären. Sie kann sich ebenso stabilisierend und protektiv auf das Alter auswirken. Daher sollten Fragen der Spiritualität und Religiosität eine Psychotherapie mit 60-Jährigen begleiten.
- Die für die Psychotherapie anzustrebende stabile und verlässliche Zwei-

er-Beziehung bringt die Frage an den Therapeuten mit sich, inwieweit eigene Wünsche und Probleme im Sinne einer eigenen Übertragung den therapeutischen Prozess beeinflussen oder sogar steuern.
- Die Befassung mit Spiritualität und Religiosität fordert Psychotherapeuten auf, das eigene Menschenbild vom Altern und Alter zu reflektieren. Betrachten sie als Hauptaspekt der Entwicklungsaufgaben im Alter den reflexiven Rückzug aus der äußeren Welt und die Vorbereitung auf das Lebensende oder begreifen sie ältere Menschen vorwiegend als Individuen mit Konflikten, Defiziten und Schwierigkeiten?

Die Betrachtung all dieser Aspekte zieht den Schluss nach sich, dass die Förderung von Religiosität und Spiritualität eine zusätzliche und wichtige Aufgabe der Lebensrückblickstherapie mit älteren Menschen ist.

Ein positives Gottesbild finden: Frau Brigitte G.

Frau Brigitte G. (75 Jahre), die aufgrund einer lange Zeit nicht diagnostizierten Depression eine Therapeutin aufgesucht hat, äußert den Wunsch nach einem Lebensrückblick, in der Hoffnung, die Beschäftigung mit ihrer Vergangenheit könnte ihr helfen, aus ihrem desolaten Zustand zu finden. Sie ist in einer streng katholischen Familie aufgewachsen. Stets hätten die Eltern darauf geachtet, dass die Kinder die zehn Gebote strikt einhalten. Sie zu überschreiten war eine Sünde, die jeweils samstags gebeichtet werden musste. So habe sie stets das Gefühl gehabt, sich daran zu orientieren, ja keine Sünde zu begehen. Es sei wie eine Gratwanderung gewesen. Ein Moment der Unachtsamkeit, und schon hatte sie gesündigt. Gott sei in ihrem Leben strafend und unbarmherzig allgegenwärtig gewesen.

Die sonntägliche Messe, an der jeweils die ganze Familie teilnahm, sei für sie langweilig gewesen. Aber da habe es kein Entweichen gegeben. Sie habe zwar gewusst, dass da etwas Heiliges gefeiert würde. Aber sie sei nie davon berührt gewesen. Und die Predigten habe sie gar nicht erst versucht zu verstehen. Trotzdem habe sie sich nie getraut, dies ihren Eltern oder den Religionslehrern zu gestehen. Die Beichte sei für sie ein Gräuel gewesen, habe sie doch stets das Gefühl gehabt, verurteilt zu werden oder gar verdammt zu sein. Die Vergebung der Sünden, Gottes Verzeihen war für alle anderen Menschen gedacht, nicht aber für sie. Sie habe schon als Kind ein schlechtes Selbstwertgefühl gehabt. Sie habe immer den Eindruck gehabt, sie müsse sich die Liebe der Eltern und des Lieben Gottes hart erkämpfen. Aber sie habe immer das Gefühl gehabt, ihre Anstrengungen würden nichts nützen. Dass Gott lieb sei, habe sie nie gespürt, jedoch sehr wohl, dass er sie ständig beobachtete. Trotzdem habe sie Festtagsliturgien geliebt, weil sie von Musik begleitet waren. Fronleichnam sei ihr liebstes Fest gewesen. Die Erinnerung an die farbenprächtigen Prozessionen, in denen das Allerheiligste unter einem Baldachin durch die Straßen getragen wurde, der Duft der Rosenblätter und des Weihrauches, verbunden mit den strahlenden Posaunenklängen zum Lied „Großer Gott, wir loben Dich", lösten in ihr noch nach vielen Jahrzehnten einen „heiligen Schauer" aus. Da habe sie sich getragen und geborgen gefühlt.

Aber sonst sei ihre religiöse Erziehung von großer Angst vor der Hölle geprägt gewesen, die sie lange nicht losgeworden sei. Zweifel und Schuldgefühle hätten sie bis ins Erwachsenenalter gequält. Erst als Berichte über das ausschweifende Leben einiger Würdenträger und die Missbräuche gegenüber Kindern und Jugendlichen publik wurden, habe sie das Gefühl gehabt, einem Schwindel aufgesessen zu sein. Nach harten inneren Kämpfen habe sie dann endlich den Mut gefunden, aus der Kirche auszutreten. Trotzdem bezeichnet sich Frau G. als spirituellen Menschen. Sie singe in einem renommierten Kirchenchor, nicht etwa, weil sie unbedingt eine Predigt hören wolle, sondern weil ihr die Musik immer wieder diese Ahnung von etwas Göttlichem vermittle, das sie nicht in Worte fassen könne, das sie jedoch bis in ihr Innerstes zutiefst berühre. Die gleiche Erfahrung mache sie, wenn sie eine romanische Kirche besuche. Sie sei dann wie in Trance und erlebe reinstes Glück. Sie fühle sich dann aufgehoben und mache jeweils die Erfahrung eines unendlichen Vertrauens. Solche Erfahrungen gehören für sie zu den großen Kostbarkeiten ihres Lebens und dafür sei sie dankbar. Sie merke jedoch, dass dieses Gefühl sich nicht von selbst einstelle, es sei nicht „machbar". Sie versuche, einfach offen dafür zu sein. Frau G. hat aufgrund ihrer religiösen Erfahrung und der strengen religiösen Erziehung, die ihr ein rigides unerbittliches Gottesbild vermittelte, oft an sich gezweifelt und hatte keine Möglichkeit, ein gesundes Selbstvertrauen zu entwickeln. So sei sie darauf bedacht gewesen, ihren Kindern ein positiveres Gottesbild zu vermitteln. Sie wollte ihnen die Erfahrung des strafenden, unbarmherzigen Gottes ersparen. Aber sie habe kein positives Gottesbild zur Verfügung gehabt, sodass sie schließlich auf eine religiöse Erziehung ihrer Kinder verzichtet habe. Das bereue sie heute, da sie damit auch verpasst habe, ein wichtiges christlich-kulturelles Gut weiterzugeben.

Aber ihr Leben lang hätten sie religiöse Fragen bedrängt, sodass sie immer wieder in psychische Krisen geraten sei. Auf ihre vielen Fragen habe sie nur die Antwort erhalten: „Du musst es einfach glauben." Trotzdem gebe es Momente, in denen sie die Ahnung von etwas Großem erfahre. So komme sie in der Natur immer wieder in ein mystisches Staunen ob der unfassbaren Schönheit der Schöpfung. Auch in der Musik mache sie wunderbare Erfahrungen tiefster innerer Berührung. Das behalte sie aber immer für sich, da sie stets befürchte, ein kostbares Geheimnis preiszugeben und es der Gefahr auszusetzen, durch Unverständnis oder sogar Spott zerstört zu werden, obwohl sie sich oft wünsche, diese Erlebnisse mit jemandem teilen zu können. Sie denke oft an den Tod. Aber irgendwie berühre er sie gar nicht. Es sei, wie wenn er gar nicht sie angehen würde. Wie es nach dem Tod weitergehe, wisse sie nicht. Sie hätte gerne eine Antwort darauf. An ein Jenseits könne sie nicht glauben, auch wenn sie sich diesen Glauben manchmal wünschen würde. Das wäre vielleicht eine Entlastung.

Obwohl in Frau G. die religiösen Erfahrungen ihrer Kindheit ihr zerstörerisches Potenzial entfalteten, empfindet sie jetzt mit zunehmender Selbstreflexion ihr spirituelles Erleben als Ressource in schwierigen Lebenslagen. Zu dieser Erkenntnis gelangt sie erst nach einer längeren Lebensrückblickstherapie, in der sie ihre Selbstreflexion entwickeln und neue Einsichten gewinnen konnte. Durch die Reflexion ihrer Biografie kann sie sich von ihren negativen religiösen Erfahrungen distanzieren. Sie lässt sich nicht mehr von ihnen dominieren und niederdrücken. Für sie bedeutet diese neue Erfahrung einen Gewinn an Autonomie und Selbstverantwortung, was sie als große Befreiung erlebt. Auch wenn sie keine Antwort auf ihre Fragen nach dem Jenseits finden konnte, haben sich viele ihrer Ängste aufgelöst und großer Zuversicht Platz gemacht.

Ordnung in das Leben bringen: Frau Susanne I.

Frau Susanne I. (90 Jahre) wünscht eine Lebensrückblickstherapie, weil sie das Bedürfnis hat, Ordnung in ihr Leben zu bringen. Es sei so viel passiert in ihrem langen Leben, dass sie oft das Gefühl habe, es sei gar nicht ihr Leben. Sehr bald kommt sie auf ihr Gottesbild zu sprechen. Sie könne nicht an einen lieben Gott glauben. Der habe so viele Gräueltaten zugelassen, dass sie sich schon in ihrer Jugend von ihm „verabschiedet“ habe.

Ihre Mutter sei immer wieder in der psychiatrischen Klinik gewesen, weil sie schwer depressiv gewesen sei. Aber das habe man geheim halten müssen. Jedenfalls habe sie nicht für die Familie sorgen können. Ihr Bruder und sie seien oft sich selbst überlassen gewesen. Die Kriegsjahre habe die Familie in Deutschland erlebt. Als sie in den letzten Kriegswochen vor Bombenangriffen fliehen mussten, sei die Familie, wie viele andere auch, auseinandergerissen worden. Über zwei Jahre habe sie nach ihnen gesucht, sich große Sorgen gemacht und nicht mehr daran geglaubt, sie je wieder lebend zu finden.

Obwohl sie nicht an Gott geglaubt habe, habe sie in diesen Zeiten oft gebetet. Aber kein Gott habe ihr geholfen. Vor allem damals nicht, als sie von russischen Soldaten vergewaltigt worden sei. Auch ihre einzige Freundin, die mit ihr geflohen war, habe sie im Chaos der Flucht verloren. Erst nach langem Suchen und vielen Irrwegen habe sie ihre Eltern und ihren Bruder in einer Stadt im Norden Deutschlands wiedergefunden. Aber die Wiedersehensfreude sei nur von kurzer Dauer gewesen. Ihr Vater, den sie über alles geliebt, mit dem sie früher oft musiziert habe, sei kurz darauf bei einem Unfall gestorben. Und als sie ihre verschollene Freundin nach langer Suche wieder kontaktieren wollte, habe sie die Nachricht erhalten, sie sei ebenfalls, kurz nach Kriegsende, an einer schweren Krankheit gestorben.

Da habe sie mit Gott so gehadert, dass sie nie mehr etwas mit ihm zu tun haben wollte. Er sei für sie gestorben. Er habe keinen Platz mehr in ihrem Leben. Sie wolle nicht mehr leben, jetzt habe sie einfach genug und keine Kraft mehr. Ihr Leben habe keinen Sinn mehr. Sie habe keine Familie, ihre Freunde seien alle gestorben. Sie wisse nicht, was sie auf dieser Welt noch zu suchen habe. Zudem würden sie die politischen Zustände in der Welt immer mehr belasten. Sie verstehe die Welt nicht mehr. Sie freue sich aufs Sterben, weil sie der Überzeugung sei, ihren geliebten Vater im Himmel wiederzusehen. Er warte dort mit offenen Armen und freue sich auf sie. Sie stelle sich vor, wie sie wieder miteinander musizieren würden. Wenn sie abends nicht einschlafen könne, komme dieses Bild und dann sei sie ruhig und voller Trost. Auch wenn sie nicht an Gott glaube, bete sie abends. Aber an wen sie sich dabei wende, wisse sie eigentlich nicht.

Frau I. hat sich, trotz der traumatischen Ereignisse in ihrem Leben, einen kindlich anmutenden Glauben ans Jenseits bewahrt, auch wenn es eines ohne Gott sein wird. Für sie ist das Jenseits, das Leben nach dem Tod sehr konkret. Ihre Erwartungen sind positiv gefärbt, voller Hoffnung auf ein Wiedersehen mit ihrem Vater und völlig frei von Angst. Auch wenn die Patientin nicht von spirituellen Erfahrungen berichtet und sie ein Leben lang keine Religion praktiziert hat, ist für sie in ihrem hohen Alter ihre Jenseitsvorstellung ein Trost und eine Ressource in einem langen Leben, dessen Ende sie sehnlichst herbeisehnt. Wie aus ihren Schilderungen zu entnehmen ist, ist Frau I. nicht Lebens-Satt, vielmehr hat sie das Leben satt, sie ist des Lebens müde. Ob damit gesagt werden kann, dass sie die letzte Entwicklungsaufgabe gemeistert hat, ist sehr fraglich. Kann man das als Therapeutin beurteilen?

Sinnkrise: Frau Irma M.

Frau Irma M. (82 Jahre), die aufgrund einer Sinnkrise eine Lebensrückblickstherapie wünscht, schildert, sie sei in einer sehr religiösen Familie in der französischen Schweiz aufgewachsen. Über lange Jahre hinweg sei das gemeinsame Abendgebet in der Familie vor einer Marienstatue das prägende Ritual gewesen. Der sonntägliche Messebesuch sei selbstverständlich gewesen und hätte nie versäumt werden dürfen. Im Mai sei sie jeweils mit großer Begeisterung mit ihrer jüngeren Schwester in die Maiandacht in die Pfarrkirche gegangen, nicht etwa wegen des Rosenkranzgebetes, das sie gelangweilt habe, sondern wegen der schönen, eingängigen Lieder – deren Strophen sie heute noch auswendig könne – und dem Weg zur Kirche.

Noch heute erinnere sie der Duft blühenden Flieders an diese lauen Maiennächte. Als Jugendliche sei sie sehr fromm gewesen. Sie habe eine Klosterschule besucht, und da sie eine sehr gute Schülerin gewesen sei, sei sie der Liebling der Klosterfrauen gewesen. In den Ferien habe sie jeden Morgen die Frühmesse besucht. Zudem sei sie eine glühende Verehrerin der heiligen Teresa von Avila gewesen. So sei es eigentlich nicht erstaunlich gewesen, dass sie sich zum Klosterleben berufen gefühlt habe. Sie habe einen starken Wunsch nach einfachem Leben, nach Armut und Enthaltsamkeit verspürt. Ihre Mutter sei diesem Wunsch gegenüber sehr skeptisch, sogar ablehnend gewesen, während ihr Vater sehr stolz auf sie gewesen sei. Sie sei deshalb sein Liebling gewesen, weil sie in seinen Augen eine wichtige Tradition fortsetzen würde, wonach der älteste Sohn einer katholischen Familie Priester und die älteste Tochter Nonne werden sollten. Das sei das Geschenk frommer Eltern an die Kirche.

Als sie nach der Klosterschule an die Universität gewechselt habe, sei sie ob der neuen Umgebung und den vielen weltlichen Anreizen zunächst sehr verwirrt gewesen. Nach und nach habe sie sich aber eingelebt und habe sich in einigen nicht religiösen Vereinen engagiert. Sehr bald sei ihr ihre Frömmigkeit abhanden gekommen. Zu vielfältig und zu verlockend sei die neue Welt gewesen. Sie habe ihren ersten Freund kennen gelernt, und es sei ihr schnell klar geworden, dass sie eine Familie gründen möchte. Obwohl die Beziehung nicht von langer Dauer gewesen sei, habe sie weiterhin das Leben in vollen Zügen genossen. Zudem habe sie die Erfahrung gemacht, dass ihr oft ausschweifender Lebenswandel nicht die befürchteten Strafen Gottes zur Konsequenz hatte. So habe sie sich immer weiter von ihrer Religion entfernt, was ihre Eltern sehr erschüttert habe. Aber für sie habe es kein Zurück mehr gegeben. Sie sei sogar so weit gegangen, dass sie mit der Zeit alles Religiöse, alles Spirituelle abgelehnt und bekämpft habe. Mit ihren teils aggressiven, antireligiösen Argumenten und Ansichten habe sie ihr früheres Umfeld vor den Kopf gestoßen. Aber damit habe sie gut leben können. Ihr neuer Freundeskreis habe sie unterstützt.

Erst mit zunehmendem Alter sei ihr bewusst geworden, dass sie sich, was die Spiritualität betreffe, in einem luftleeren Raum befinde. In schwierigen Situationen, in Lebenskrisen, derer es einige gegeben habe, habe sie nirgends Halt gefunden. Oftmals habe sie das Gefühl gehabt, der Boden würde ihr unter den Füßen weggezogen. Sie hatte ja alle ihre religiösen Überzeugungen über Bord geworfen. Es sei ihr nicht mehr gelungen, ihren alten Glauben wieder zu finden, auch wenn sie sich das oft gewünscht habe. Sie habe oft versucht zu beten. Aber es sei ihr peinlich gewesen, es sei nicht echt gewesen. Auch mit Ritualen könne sie nichts anfangen. Diese kämen ihr so leer, so schal vor. Und nun sei sie alt. Sie habe vermutlich nicht mehr lange zu leben. Sie wisse, dass sie sich mit dem Sterben auseinandersetzen sollte, aber sie habe keine Ahnung wie. An einen Gott glaube sie nicht, genau so wenig wie an ein Leben nach dem Tod. Aber sie spüre die Ahnung von etwas Größerem, Vollendetem. Das erfahre sie jeweils, wenn sie in der Natur sei, wenn sie einen Sternenhimmel betrachte, wenn sie Musik höre. Dann fühle sie sich geborgen. Aber ob das reiche, um gut zu sterben? Sie habe auch den Eindruck, sie sei mit Vielem in ihrem Leben noch nicht im Reinen. Manchmal habe sie sogar das Gefühl, sie hätte sich selber verloren. Oft sei sie sehr verzweifelt. Es komme ihr dann alles so sinnlos vor, und sie habe dann den Wunsch, dass alles möglichst bald vorbei sei. Aber sie habe das Bedürfnis, Einiges wieder gut zu machen, sich bei Menschen zu entschuldigen, denen sie Leid angetan, die sie enttäuscht habe. Aber sie wisse auch, dass es zu spät sei, da die meisten von ihnen nicht mehr lebten. Sie hege die Hoffnung, dass ihr eine Lebensrückblickstherapie helfen könnte, Antworten auf ihre Fragen zu finden, sich in ihrem Leben wieder zurechtzufinden und ihm einen Sinn zu geben.

Die Therapeutin war von der Reflexionsfähigkeit der Patientin sehr schnell überzeugt. Sie war sehr berührt von ihrer seelischen Not. So wie die Patientin sich äußerte, spürte sie selber eine große Offenheit den spirituellen Anliegen der Patientin gegenüber. Deshalb konnte eine emotional tragfähige Beziehung entstehen. Obwohl die Patientin sich der institutionalisierten Religion längst entfremdet hatte, war ihre Spiritualität sehr spürbar. Es stellt sich heraus, dass die Abkehr der Patientin von der Religion, wie sie ihr in der Kindheit vermittelt worden war, große Schuldgefühle ausgelöst hatte. Im Lebensrückblick entdeckte sie, dass diese daher rührten, dass sie die Gewissheit hatte, einen unentschuldbaren Verrat begangen zu haben. Zudem konnte sie schlecht damit umgehen, ihren Vater enttäuscht zu haben. Für sie war dieser Verrat unverzeihlich und eine Versöhnung unmöglich.

Mit der Reflexion über den Aspekt des Verrats, des Verzeihens und der Versöhnung gelang es ihr, ihre Schuldgefühle zu hinterfragen und zu verarbeiten. Sie schrieb ihrem Vater, der schon lange tot war, einen Brief, indem sie ihm ihre Liebe gestand und dass es ihr leid tue, ihn enttäuscht zu haben, dass es für sie jedoch überlebenswichtig gewesen sei, ihren eigenen Weg zu gehen. Durch die Selbstreflexion gelang es ihr, zu unterscheiden, ob die Abkehr von der Religion ihrem eigenen Bedürfnis entsprochen hatte, ob sie selbstverantwortet oder eine Trotzreaktion gegenüber den vom Vater verteidigten Dogmen war. Für die Patientin war dies eine befreiende Erkenntnis, die ihr ermöglichte, ihre Spiritualität, die sie in der Musik, in Beziehungen, in der Natur erfahren konnte, als wertvoll zu erleben. Damit gelang ihr auch eine Versöhnung mit einem kostbaren Anteil ihrer selbst und einem Wiedererlangen eines Grundvertrauens, das ihr die Antwort auf viele offene Fragen ermöglichte.

Religiöse Wahnideen: Herr Martin Z.

Herr Martin Z. (70 Jahre) berichtet, es gehe ihm sehr schlecht. Obwohl er eigentlich keine Therapie wünsche, sei da etwas, über das er sprechen möchte, das ihn sehr belaste und ihn beschäme. Er habe „spinnige" religiöse Wahnideen. Diese seien ausgelöst worden durch die Missbrauchsthematik in kirchlichen Kreisen und wie dies in den Medien breitgetreten werde. Er könne nicht verstehen, dass Priester sich an Kindern vergreifen können. Er wisse nicht warum, aber das belaste ihn extrem und er schäme sich dafür.

Er sei katholisch aufgewachsen. Als Kind und als Jugendlicher sei er von der Kirche sehr angezogen gewesen. Besonders die Liturgie und die Theologie hätten ihn fasziniert. Da sei er aufgeblüht. Die Priester hätten ihn in seinem Wunsch, Priester zu werden, immer unterstützt. Besonders einer der Priester sei für ihn wie ein Vater gewesen. Aber mit dem Zweiten Vatikanischen Konzil sei alles anders geworden. Es sei alles so verwässert worden, er habe in der Kirche keine Heimat mehr gehabt. Besonders geschmerzt habe ihn, als der von ihm so bewunderte Priester sich von ihm distanzierte. Der habe ihn einfach fallen lassen und jedes Interesse an ihm verloren. Das habe ihm den Boden unter den Füßen weggezogen. Seinen Wunsch, Priester zu werden, habe er deshalb aufgegeben und sei aus der Kirche ausgetreten. Aber er habe damit einen wichtigen Halt in seinem Leben, seine geistige Heimat verloren und damit auch seinen Lebenssinn. Er habe das Gefühl, die Kirche verraten zu haben. Er schäme sich dafür, und das belaste ihn sehr.

Das Angebot der Therapeutin, in einer Lebensrückblickstherapie seine religiösen Konflikte zu bearbeiten mit dem Ziel, einen positiven Zugang zu seiner Spiritualität wieder zu finden, schlägt der Patient aus mit der Bemerkung, es habe in seinem Leben alles keinen Sinn mehr. Für ihn war die Religion in einer früheren Lebensphase eine Ressource, eine wichtige Orientierungshilfe. Diese fiel mit den großen Veränderungen, mit der Öffnung, die das Zweite Vatikanische Konzil in der katholischen Kirche mit sich brachte, weg. Der Verlust der priesterlichen Vaterfigur ließ ihn orientierungs-, ziel- und hoffnungslos zurück. Keine Ziele im Leben finden zu können löste im Patienten eine schwere Depression aus, deren medikamentöse Behandlung wirkungslos blieb. Mit den Jahren chronifizierte sich die Depression, und wurde ein nicht mehr hinterfragbarer Teil seiner Identität. Es fiel der Therapeutin schwer, diesen Patienten in seiner

Hoffnungslosigkeit gehen zu lassen, allerdings erst nachdem sie sich versichert hatte, dass der Patient nicht suizidgefährdet war. Immerhin hielt das religiöse Gewissen den Patienten davon ab, sich das Leben zu nehmen.

Die Therapeutin reflektierte diese Therapie noch lange Zeit. Ihr wurde mit der Zeit klar, dass ihr die notwendige Offenheit für die religiöse Not des Patienten fehlte. Der Grund dafür war dessen rückwärtsgewandte, reaktionäre religiöse Sicht, die keine Entwicklung, keine liberalen Gedanken zuließ und damit keiner kritischen Reflexion zugänglich war. Vermutlich war die notwendige emotionale tragfähige Bindung nicht möglich gewesen, in der sich der Patient verstanden und geborgen gefühlt hätte. Die Therapeutin erfuhr in dieser gescheiterten Therapie ihre professionellen Grenzen.

Auffallend ist, dass in dieser Generation, der Herr Z. angehört, ein Infragestellen von religiösen Überzeugungen und die Abkehr von der Religion teilweise mit großen Schuldgefühlen verbunden sind und als unentschuldbarer Verrat empfunden werden. Diese Gefühle vergiften oftmals das weitere Leben der Patienten. Die Lebensrückblickstherapie ist eine Möglichkeit, durch Selbstreflexion diese belastenden Gefühle zu hinterfragen und zu revidieren, um eine selbstverantwortete Spiritualität entwickeln zu können. Es fällt ebenfalls auf, dass vor allem Patientinnen, trotz ihrer kritischen Haltung der Religion gegenüber, ihre Spiritualität entwickeln und leben konnten, allerdings außerhalb eines religiös institutionalisierten Umfelds. Die Erfahrung zeigt, dass der therapeutische Rahmen, die in Studien beschriebene therapeutische tragfähige Beziehung, die eine Offenheit des Therapeuten voraussetzt, dem Patienten erst erlauben, solche Themen zur Sprache zu bringen. Religiosität scheint für viele ein intimer Bereich ihrer selbst zu sein, den sie nicht ohne weiteres preisgeben.

! **Die Bearbeitung religiöser und spiritueller Anliegen der Patienten setzt eine große Offenheit der Therapeuten diesen Themen gegenüber voraus.**

6 Rückblick und Ausblick

6.1 Rückblick: Chancen und Grenzen

Die Erfahrung als Psychotherapeutin zeigt mir immer wieder, dass Patientinnen und Patienten vor allem die Linderung ihrer Symptome wünschen. Dieser verständliche Wunsch ist der Grund für eine Psychotherapie. Die Selbstreflexion, die ein unumstößlicher Pfeiler für einen erfolgreichen, gewinnbringenden und heilenden Lebensrückblick ist, steht für sie nicht unbedingt an erster Stelle. Viele Menschen kommen mit der Vorstellung in die Therapie, dass es die alleinige Aufgabe der Therapeutin oder des Therapeuten sei, ihren Schmerz, ihr Leiden zu „behandeln", ihnen gute Ratschläge zu geben und ihnen Strategien zu vermitteln, wie sie wieder aus ihrer Not finden können. Es ist deshalb die Aufgabe der Therapeutin oder des Therapeuten, ihnen die Möglichkeiten und die Ressourcen der Selbstreflexion aufzuzeigen und sie zu ermutigen, deren Potenzial als Weg zur Heilung wahrzunehmen. Gelingt es, sie vom Reichtum der biografischen Reflexion zu überzeugen, trägt dies zu einem großen Teil zur Festigung der therapeutischen Beziehung bei. Dazu gehören die Würdigung und die Anerkennung durch die Therapeutin, diesen wichtigen Schritt zu wagen. Gelingt dies nicht, ist die Wirksamkeit der Lebensrückblickstherapie in Frage gestellt.

Selbstreflexion ist immer ein Wagnis. Das Selbstbild wird hinterfragt. Dies kann, aufgrund von alters- und defizitbedingter Vulnerabilität, als gefährlich empfunden werden. Und trotzdem möchten die Hilfesuchenden eine Entlastung, eine Veränderung ihres aktuellen Zustandes.

Baltes und Baltes (1989) betonen wiederholt, dass der Schutz des Selbstkonzeptes und des Selbstbildes für den Menschen erste Priorität hat, und dass deren Aufrechterhaltung wesentlich zum erfolgreichen Altern gehört. Ein intaktes Selbstkonzept birgt ein Potenzial, das im höheren Lebensalter zur Bewältigung von altersbedingten Belastungen genutzt werden kann. Dabei geht es nicht nur um eine Wiederherstellung des Selbstbildes, sondern auch um dessen Entfaltungsmöglichkeiten. Dies soll den Patientinnen und Patienten aufgezeigt werden.

Über Selbstreflexion kann die Vergangenheit rekonstruiert werden. Somit wird eine Verknüpfung mit Gegenwart und Zukunft möglich, und die Patienten können die Einsicht gewinnen, dass das Leben auch im höheren Lebensalter gestaltet und die Lebensqualität verbessert werden kann. Das höhere Lebensalter ist weder eine Sackgasse noch ein Wartesaal zum Tod. Im Sinne von „Zukunft braucht Herkunft" erlaubt der reflexive Lebensrückblick möglicherweise die zukünftige Realisierung unerfüllter Wünsche.

Wenn Integration und die Bewältigung der Entwicklungsaufgabe im höheren Lebensalter ein Ziel der Lebensrückblickstherapie ist, so beschränkt sich dies nicht nur auf die Akzeptanz von Gutem und Schlechtem aus der Vergangenheit. Es bedeutet auch, den Zugang zu den eigenen Gefühlen wieder zu finden. Erziehung, Sozialisation und kulturelle Prägungen bestimmen, welche Emotionen erlaubt, welche verboten sind, welches positive, welches negative Gefühle sind. Oftmals klagen die Patientinnen, sie seien gefühllos, weder traurig noch fröhlich. Das Einzige, das sie spürten, sei eine große Leere. Es gebe nichts mehr im Leben, das ihnen Freude bereite. Eine wichtige Aufgabe der Lebensrückblickstherapie ist deshalb, den Patienten den Weg zu ihren Emotionen zu ermöglichen. Besonders Wut und Aggression scheinen tabuisierte Gefühle zu sein. Wut zu spüren, Aggressionen zu zeigen, war in deren Kindheit gefährlich und konnten mit Liebesentzug, einer grausamen Erziehungsstrategie, bestraft werden. Dass die Liebe der Eltern nicht aufs Spiel gesetzt werden durfte, ist einleuchtend. Deshalb mussten viele Patienten ihre unerlaubten Gefühle abspalten. Damit waren diese jedoch nicht erledigt, sondern wirkten im Unbewussten und machten sich den Weg über unerklärliche Symptome frei. Aber es sind nicht nur die „gefährlichen" Emotionen, die abgespalten sind. Auch positive Gefühle wie Freude, Stolz, Hoffnung, Dankbarkeit, Liebe sind davon betroffen und können nicht mehr verspürt werden. Gelingt es den Patienten, die bedrohlichen, verbotenen Emotionen wieder zu spüren und auszudrücken, wird der Weg auch für die Empfindung positiver Gefühle wieder frei. Damit ist ein wichtiger Schritt in Richtung psychischer Heilung und Integration getan.

Wenn vom höheren Lebensalter gesprochen wird, handelt es sich um die Lebensphase zwischen 60-90, um eine Spanne von 30 Jahren. Dass die Lebenswelten der 60-Jährigen nicht mit denen der 90-Jährigen vergleichbar sind, liegt auf der Hand. Es sind unterschiedliche Generationen, die unterschiedlich sozialisiert worden sind. Während bei den Hochaltrigen Kindheit und Jugend in die Kriegsjahre fielen, sind die jungen Alten in einer Zeit aufgewachsen, in denen Aufbruch und zunehmender Wohlstand ihre Lebenswelt bestimmten. Sie sind sehr aktiv, mobil, verspüren die Last des Alters noch nicht, sind oft noch beruflich engagiert und in die Enkelbetreuung involviert. Die Lebensgeschichten unterscheiden sich sowohl individuell als auch kulturell. Diese Unterschiede kommen in den Lebensgeschichten und deren Bearbeitung deutlich zum Ausdruck. Auch unterscheiden sich Lebensgeschichten von deutschen und schweizerischen Patientinnen. Für mich, die ich der Nachkriegsgeneration angehöre und in einem von Kriegswirren verschonten Land aufgewachsen bin, ist es schwierig, die Berichte von traumatischen Kriegserlebnissen und entbehrungsreichen Nachkriegszeiten nachzuvollziehen. Dies einfach, weil sie außerhalb meiner Erfahrungswelt liegen. Aber ich glaube, das Bedürfnis der Patientinnen nach Sicherheit, das im Krieg in seinen Grundfesten erschüttert worden war, zu spüren und zu verstehen. Meine Rolle ist deshalb, diesen Menschen Sicherheit und Zuverlässigkeit zu vermitteln.

Aber nicht nur zwischen Generationen sind Unterschiede zu beobachten. Auch zwischen den Geschlechtern sind solche festzustellen. Meine Erfahrungen haben gezeigt, dass Frauen eher eine Lebensrückblickstherapie wünschen als Männer. Sie scheinen eher bereit, ihr Selbstbild zu hinterfragen. Männer haben mehr Mühe, vermeintliche Schwächen zuzugeben. Sie sind oft in der Defensive, um ihr Selbstbild nicht zu gefährden. Während bei Frauen zu Beginn der Therapie aufgrund ihrer depressiven Symptome die obsessive Erinnerungsform vorherrscht, neigen Männer eher zur evasiven Funktion, zur Glorifizierung ihrer Lebensgeschichte. Dies kann mit der unterschiedlichen Sozialisation der Geschlechter zusammenhängen, die von den Männern Stärke verlangte. Schwäche zu zeigen war verpönt und galt als unmännlich. „Ein richtiger Mann weint nicht", scheint in dieser Generation das Losungswort für den Aufbau und die Aufrechterhaltung des Selbstbildes gewesen zu sein. Aber auch die Rollen der Frauen wurden über die Sozialisation bestimmt. Ihnen wurde der Opferstatus, die Rolle der Dienenden zugestanden und oft auch zugesprochen. Diese Unterschiede haben vermutlich einen Einfluss auf die Erinnerungsformen. Beispielhaft sind die geschlechterspezifisch unterschiedlichen Kindheitserfahrungen und die Erinnerungen daran. Während Männer sich in ihrer Kindheit eher als Helden und Abenteurer inszenierten: „Wenn ich dabei war, war immer etwas los", oder: „Ich war ein bisschen der Papst", überwogen bei den Frauen Erinnerungen an eine entbehrungsreiche Kindheit, in der sie sich oft in der Opferrolle darstellten: „Ich hatte kaum Freizeit, ich musste immer meiner Mutter helfen", oder: „Ich war als Kind oft allein und traurig, ich hatte keine Freundinnen". Ähnliches gilt für die Erinnerungen aus der Erwachsenenzeit. Männer thematisierten eher ihren früheren beruflichen Status, ihre beruflichen Erfolge oder Misserfolge. Die Erinnerungen der Frauen sind dagegen oftmals beziehungsorientiert. Ihre Leiden resultieren häufiger aus Beziehungsabbrüchen, während jene der Männer vielmehr durch den Verlust ihres beruflichen Status ausgelöst worden sind.

Eine weitere Erfahrung zeigt, dass es eher Männer sind, welche die Therapie abbrechen. Das mag mit den oben genannten Gründen zu tun haben. Selbstreflexion erfordert, wie mehrfach erwähnt, eine Auseinandersetzung mit dem Selbstbild. Hinter der Verweigerung eines Lebensrückblicks kann sich Scham verbergen, die Scham, im Rückblick nicht mehr der starke Held zu sein, der man eigentlich sein wollte und zu sein hatte. Oftmals fehlt Männern auch die Motivation für eine Therapie. Dies ist vor allem bei jenen festzustellen, die von ihren Partnerinnen oder ihren Töchtern „geschickt" wurden, weil diese der „wohlwollenden" Meinung waren, „dies würde ihnen gut tun". Um sie nicht zu verärgern, haben die geschickten Patienten anfänglich einer Therapie zugestimmt. Dies ersetzt jedoch nicht die eigene, intrinsische Motivation, sich mit dem eigenen Leben, mit sich selber auseinanderzusetzen.

Möglicherweise ist auch die Tatsache, dass ich als Therapeutin eine Frau bin, der Grund für einen Abbruch. Auch das kann mit der Sozialisation zu tun haben. Sich einer Frau gegenüber als bedürftig zu zeigen mag für heutige ältere Männer schwierig und beschämend sein. Aber auch bei Frauen geschieht es, wenn auch seltener, dass sie die Therapie abbrechen. Auch wenn sie gerne aus ihrem Leben erzählen, reicht das noch nicht für eine erfolgreiche Therapie. Die Lebensrückblickstherapie ist mehr als ein loses Aneinanderreihen von Anekdoten. Sie erfordert einen weiteren Schritt, den Schritt, diese zu verknüpfen, und die Bereitschaft, sich mit sich selber und seinem Leben auseinanderzusetzen. Ein Schritt, den nicht alle wagen, da zu viel auf dem Spiel stehen könnte. Beispielhaft ist eine Frau, die nach wenigen Stunden die Therapie mit dem Argument beendete, sie komme jetzt selber mit ihrem Leben zurecht. Sie brach die Therapie in dem Moment ab, als ihre Herkunftsfamilie zum Thema wurde. Sie war in der französischen Schweiz aufgewachsen und stammte aus einer angesehenen, alteingessenen Familie mit adeligen Wurzeln. Sie war stolz auf deren Ruf und die ruhmreiche Vergangenheit. Sie glorifizierte ihre Familie und identifizierte sich mit deren Renommee. Sie wagte es nicht, dieses in Frage zu stellen, und vermied jede kritische Auseinandersetzung mit ihrer Herkunft. Zu sehr hing die Stabilität ihres Selbstbildes davon ab. Dieses durfte nicht tangiert werden, auch wenn es mir brüchig und unstabil erschien. Der daraus resultierende mögliche Loyalitätskonflikt schien zu bedrohlich.

Ein weiterer Grund für einen Therapieabbruch von Frauen ist darin zu sehen, dass sie mich als Therapeutin nicht belasten möchten. Sie wollen andern Bedürftigen ihren Platz überlassen, weil diese ihn möglicherweise mehr brauchen als sie selber. Oft haben sie das Gefühl, zu stören. Gelingt es mir nicht, diese Argumente zu entkräften, ihnen deutlich zu vermitteln, dass ihnen Hilfe zusteht, hören die Patientinnen auf, zeigen sich zwar dankbar und sagen, dass sie sich wieder melden würden. Aber – die Therapie wird unabgeschlossen beendet und damit die therapeutische Selbstreflexion vermieden.

Sokrates meint: „Ein ungeprüftes Leben ist nicht lebenswert." Wenn er damit die Selbstreflexion meint, möchte ich dem in dieser Härte nicht uneingeschränkt beipflichten. In diesem Sinne entwertet der Satz all jene, denen die Fähigkeit zur Selbstreflexion, aus welchen Gründen auch immer, nicht zugänglich ist. Meint er jedoch mit Prüfung Schicksalsschläge, an denen der Mensch wachsen und reifen kann, möchte ich dem zustimmen, auch wenn es nicht auf alle Menschen zutrifft. Es gibt auch solche, die an ihrem Schicksal zerbrechen. Aber der Weg zu einem posttraumatischen Wachstum, zur Stärkung der Resilienz, kann vermutlich nur über Selbstreflexion führen. Ist sie jedoch nicht möglich, oder wird sie verweigert, kann Verdrängtes nicht bearbeitet werden. Im Sinne Freuds sind wir dann gezwungen, unser ganzes Leben lang die gleichen, teilweise dysfunktionalen, unbewussten Muster, die gleichen „Fehler" zu wiederholen. Die Lebensrückblickstherapie soll die Möglichkeit bieten, Selbstreflexion zu entwickeln und zu fördern, damit solche Wiederholungsmuster aufgelöst werden können.

Für eine Veränderung reichen Selbstreflexion und Selbsterkenntnis jedoch nicht aus. Erkenntnisse müssen umgesetzt werden. Deshalb ist die instrumentelle Erinnerungsform von hohem Wert, weil sie den Zugang zu Ressourcen und Fähigkeiten, die für die Bewältigung des höheren Lebensalters wichtig sind, möglich macht.

6.2 Ausblick: Veränderungen für künftige Generationen

Aufgrund meiner Erfahrungen und meiner eigenen Reflexion über meine therapeutische Arbeit mit älteren Menschen drängen sich für mich Fragen für die Zukunft auf. Im vorliegenden Buch berichten ältere Menschen von lebensgeschichtlichen Ereignissen. Diese Erinnerungen, obwohl individuell, sind doch, wie erwähnt, auch vom generationenspezifischen, vom sozialen, kulturellen, historischen und politischen Umfeld geprägt. Sie betreffen eine bestimmte Generation, die in einer bestimmten Zeit, in einer bestimmten Gesellschaft und Kultur leben oder gelebt haben. Die Patientinnen und Patienten berichten von Ereignissen, die sie erlebt haben. Sie reflektieren eigene Erfahrungen, Erfahrungen, die ihrer Realität entsprachen. Für mich stellt sich die Frage, ob dies auch für zukünftige Generationen Gültigkeit haben wird. Die heutige Generation Jugendlicher, junger und mittlerer Erwachsener ist dank moderner Medien wie Internet, Twitter, Facebook und Instagram stark global virtuell vernetzt. Man rühmt sich des großen Freundeskreises und übersieht möglicherweise dabei, dass auch dieser virtuell ist. Die Qualität der Freundschaften ändert sich. Derjenige gewinnt, der die meisten Freunde vorzuweisen hat. Wird diese Tatsache in Zukunft dazu führen, dass autobiografische Erinnerungen an Beziehungserfahrungen vermehrt auf virtuellen Ereignissen basieren und dass zumindest die Unterscheidung zwischen echten und „künstlichen" Erfahrungen zunehmend schwieriger wird? Wird in Zukunft Erinnern von virtuellen Geschehnissen immer mehr zur Realität im Lebensrückblick? Wird dies die Verzerrung von Erinnerungen noch mehr begünstigen? Was wird aus der subjektiven Wahrheit? Rückt sie noch mehr von der objektiven ab? Berücksichtigt man die Erkenntnis, dass Erinnerungen Bausteine für die Konstruktion unserer Identität sind, so stellt sich zudem die Frage, welche Auswirkungen dies auf zukünftige Identitätskonstruktionen haben wird. Werden wir in Zukunft virtuelle Identitäten haben? Dies dürfte einen Einfluss sowohl auf die künftige Biografie- als auch auf die Identitätsforschung und nicht zuletzt auf die Lebensrückblickstherapie haben. Tatsache bleibt jedoch, dass der Vorgang des autobiografischen Erinnerns stets ein realer sein wird. Erinnern kann man nicht virtuell.

Die Lebensrückblickstherapie ist eine faszinierende Therapieform, sowohl für die Patienten als auch für die Therapeutinnen und Therapeuten. Das Leben erscheint in einem anderen Licht, Schwieriges kann im Nachhinein als Reichtum erfahren werden, als Anlass zu persönlichem Wachstum, als Weichenstellung und Ermutigung für die Planung der Zukunft, auch wenn diese, verglichen mit jüngeren Jahren, nicht mehr die gleiche zeitliche Dimension haben kann. Veränderung bleibt möglich, solange Leben besteht. Wenn Patienten erkennen können, dass das Potenzial für Weiterentwicklung in ihrer Biografie zu finden ist, dass sie die Hüter dieses Reichtums sind, trägt dies entscheidend zu ihrer psychischen Heilung bei. Die Lebensrückblickstherapie führt über die Introspektion zur Selbsterkenntnis, und ist damit eine Hilfe, den in uns angelegten Lebensplan zu erkennen und zu deuten. Dies erfordert Mut und Ehrlichkeit gegenüber sich selber. Ein Ziel der Lebensrückblickstherapie ist ein gutes Leben. Auch wenn im Leben nicht alle Wünsche, Pläne und Träume realisiert werden können, kann das Leben trotzdem als gelungen empfunden werden.

Die Lebensrückblickstherapie ist nicht nur für die Autobiografen faszinierend. Für mich als Therapeutin ist es immer wieder bewegend, zu beobachten, wie im Laufe einer Therapie narrativ und selbstreflexiv eine Lebensgeschichte, eine Identität, eine Persönlichkeit sich entwickelt, und das Leben eine neue Gestalt annimmt. Dieser Prozess ist verbunden mit einem Gewinn an Zuversicht. Ein weiterer, immer wieder betonter Aspekt, ist jener der therapeutischen Beziehung in der Lebensrückblickstherapie. Da Beziehung definitionsgemäß auf Gegenseitigkeit beruht, werde ich als Therapeutin Teil der Biografie der Patientin. Aber genauso wird der Patient Teil meiner eigenen Lebensgeschichte, die mich verändert, die mich bereichert, die mich zur Selbstreflexion anregt und herausfordert, die mir zur Basis für eigenes persönliches Wachstum werden kann. Im Sinne Bubers werden Patient und Therapeut aneinander zum ICH. Auch wenn ich als professionelle Expertin in der asymmetrischen therapeutischen Beziehung eine Position der Stärke einnehme, geschieht doch eine Begegnung auf Augenhöhe, indem sich unsere Biografien aneinander bereichern. Deshalb bleibt mir nur, für diese eigenen Entwicklungsangebote eine Haltung der Demut und der Dankbarkeit einzunehmen.

Es ist nie zu spät, an der Geschichte eines erfüllten Lebens zu arbeiten!

Literatur

Alea, N. & Bluck, S. (2002). I'll keep you in mind: The intimacy function of autobiographical memory. *Applied Cognitive Psychology*, 21, 1091–1111.

Allport, G.W. (1950). *The Individual and His Religion.* New York: Macmillan.

Arboleda, L., Boothe, B., Grimm, G., Hermann, M.-L., Luder, M., Neukom, M. et al. (2010). *Kurzanleitung zur Erzählanalyse JAKOB: Version 10/10* (Berichte aus der Abteilung Klinische Psychologie, Nr. 58). Zürich: Universität Zürich, Psychologisches Institut, Klinische Psychologie, Psychotherapie und Psychoanalyse.

Augst, Ch.M. (2002). *Selbstreflexionen im höheren Lebensalter. Inhalte und Strukturen von Lebensbetrachtungen.* Münster: LIT Verlag.

Baddeley, A.D. (1992). What is autobiographical memory? In M.A. Conway et al. (Hrsg.), *Theoretical perspectives on autobiographical Memory*, (13–29). Dordrecht: Kluwer.

Bäumer R. & Plattig, M. (1998). *Aufmerksamkeit ist das natürliche Gebet der Seele. Geistliche Begleitung in der Zeit der Wüstenväter und der personzentrierte Ansatz nach Carl R. Rogers – eine Seelenverwandtschaft?* Würzburg: Echter.

Baltes, P. & Baltes, M. (1989). Erfolgreiches Altern. Mehr Jahre und mehr Leben. *Zeitschrift für Gerontopsychologie und -psychiatrie, 2*, 5–10.

Baltes, P. (1998). Alter und Altern. Bewältigung von Verlusten. *Zeitschrift für Klinische Psychologie, 27* (2), 75–77.

Bartlett, F.C. (1932). *A Study in Experimental and Social Psychology.* Cambridge: Cambridge University Press.

Berntsen, D. & Rubin, D.C. (2002). Emotionally charged autobiographical memories across the life span: The recall of happy, sad, traumatic, and unvoluntary memories. *Psychology and Aging, 17* (4), 636–656.

Birren, J.E. & Deutchman, D.E. (1991). *Guiding autobiography groups for older adults.* Baltimore: John Hopkins University Press.

Bluck, S. (2003). Autobiographical memory. Exploring its functions in everyday life. *Memory, 11*, 113–123.

Bluck, S. & Alea, N. (2002). Exploring the functions of autobiographical memory: Why do I remember the autumn? In J.D. Webster & B.K. Haight (Eds.), *Critical advances in reminiscence work.* New York: Springer.

Bluck, S. & Habermas, T. (2001). Extending the Study of Autobiographical Memory. Thinking Back About Life Across the Life Span. *Review of General Psychology, 5* (2), 135–147.

Boothe, B. (1992). *Die Alltagserzählung in der Psychotherapie.* Zürich: Universität Zürich, Psychologisches Institut.

Boothe, B., Grimmer, B., Luder, M., Luif, V., Neukom, M. & Spiegel, U. (2002). *Manual der Erzählanalyse Jakob. Version 10/02.* Berichte aus der Abteilung Klinische Psychologie, Nr. 51. Zürich: Psychologisches Institut der Universität Zürich.

Boothe, B. (2003a). Die Biographie als Rätsel – das Leben im Traum. In K.-J. Bruder (Hrsg.), *„Die biographische Wahrheit ist nicht zu haben".* Psychoanalyse und Biographieforschung. Gießen: Psychosozial, 55–74.

Boothe, B. (2003b). Die heilende Kraft des Erzählens. *Psychotherapie und Sozialwissenschaften. Zeitschrift für qualitative Forschung 3* (4), 155–165.

Boothe, B. & Ugolini, B. (Hrsg.) (2003). *Lebenshorizont Alter.* Zürich: Hochschulverlag.

Boothe, B. (2004). *Der Patient als Erzähler in der Psychotherapie.* Neuerscheinung. Gießen: Psychosozial.

Boothe, B. (2011). *Das Narrativ. Biographisches Erzählen im therapeutischen Prozess*. Stuttgart: Schattauer.

Boueke, D. et al. (1995). *Wie Kinder erzählen: Untersuchungen zur Erzähltheorie und zur Entwicklung narrativer Fähigkeiten*. München: Fink.

Bourdieu, P. (2000). Die biographische Illusion. In E. Hoerning (Hrsg.), *Biographische Sozialisation* (S. 51 – 60). Stuttgart: Lucius & Lucius.

Brandstätter, J. (2000). Zeit, Handeln und Sinn. Veränderungen der Zeit- und Zukunftsperspektive im Alter. In J. Möller, B. Strauss & S. Jürgensen (Hrsg.), *Psychologie und Zukunft. Prognosen, Prophezeiungen, Pläne* (S. 241 – 253). Göttingen: Hogrefe.

Brewer M., Dull, V. & Lui, L. (1981). Perceptions of elderly. *Stereotypes as prototypes. Journal of Personality and Social Psychology, 41*, 656 – 670.

Brockmeier, J. (1999). Erinnerung, Identität und autobiografischer Prozess. *Journal für Psychologie, 7*(1), 22 – 42.

Bruder, K.-J. (Hrsg.) (2003). *„Die biographische Wahrheit ist nicht zu haben". Psychoanalyse und Biographieforschung.* Gießen: Psychosozial.

Bruder, K.-J. (2003). „Die biographische Wahrheit ist nicht zu haben" – für wen? Psychoanalyse, biographisches Interview und historische (Re-)Konstruktion. In K.-J. Bruder (Hrsg.), *„Die biographische Wahrheit ist nicht zu haben". Psychoanalyse und Biographieforschung*, (S. 9 – 37). Gießen: Psychosozial.

Buber, M. (1935). *Ich und Du*. Paris: Aubier-Montagne.

Butler, R. N. (1963). The life review: An interpretation of reminiscing in the aged. *Psychiatry, 26*, 65 – 76.

Cantor, N. & Kihlstrom J. (1987). *Personality and social intelligence*. Engelwood Cliffs: Prentice Hall.

Coleman, P. (1997). Erinnerung und Lebensrückblick im höheren Lebensalter. *Zeitschrift für Gerontologie und Geriatrie, 30*, 362 – 367.

Dahlgrün, C. (2009). *Christliche Spiritualität. Formen und Traditionen der Suche nach Gott*. Berlin: De Gruyter.

Eisenmann, B. (1995). *Erzählen in der Therapie. Eine Untersuchung aus handlungstheoretischer und psychoanalytischer Perspektive*. Opladen: Westdeutscher Verlag.

Elgeti, R. (2003). Sind alte Menschen religiöser? In Boothe, B. & Ugolini, B. (Hrsg.), *Lebenshorizont Alter* (S. 131 – 152). Zürich: vdf Hochschulverlag.

Erikson, E. H. (1971). *Identity and the life cycle*. New York: Norton & Co.

Erikson, E. H. (1973). *Identität und Lebenszyklus*. Frankfurt a/M: Suhrkamp.

Ermann, M. (2012). *Angst und Angststörungen. Psychoanalytische Konzepte*. Stuttgart: Kohlhammer.

Ernst, H. (2005). *Das gute Leben. Der ehrliche Weg zum Glück*. Berlin: Ullstein.

Filipp, S. H. (1984). *Selbstkonzeptforschung*. Stuttgart: Klett.

Filipp, S. H. (1999). Lebenserfahrung und Lebenssinn. Biographische Aspekte des Alterns. In A. Niederfranke, G. Naegele & E. Frahm (Eds.), *Funkkolleg Altern* (S. 101 – 136). Opladen: Westdeutscher Verlag.

Filipp, S. H. & Mayer, A.-K. (2005). Selbstkonzept-Entwicklung. In J. B. Asendorpf (Hrsg.), *Enzyklopädie der Psychologie: Band C/V/3. Soziale, emotionale und Persönlichkeitsentwicklung* (S. 259 – 334). Göttingen: Hogrefe.

Filipp, S. H. & Staudinger, U. M. (Hrsg.) (2005). *Entwicklungspsychologie des mittleren und höheren Erwachsenenalters*. Band 6, Serie V der Enzyklopädie Psychologie. Göttingen: Hogrefe.

Fonagy, P. (2004). *Affektregulierung, Mentalisierung und die Entwicklung des Selbst*. Stuttgart: Klett-Cotta.

Freud, S. (1927). *Die Zukunft einer Illusion. Gesammelte Werke XIV*. Frankfurt a. M.: Fischer.

Freud, S. & Zweig, A. (1936). Brief an Arnold Zweig vom 31.5.1936. In S. Freud, *Briefe 1873–1939*. Frankfurt a. M.: Fischer (1960).

Freund, A. M. (2004). Entwicklungsaufgaben. In A. Kruse & M. Martin (Hrsg.), *Enzyklopädie der Gerontologie. Alternsprozesse in multidisziplinärer Sicht* (S. 304 – 313). Bern: Huber.

Freund A.M. & Baltes, P.B. (2005). Entwicklungsaufgaben als Organisationsstruktur von Entwicklung und Entwicklungsoptimierung. In S.-H. Filipp & U.M. Staudinger (Hrsg.), Entwicklungspsychologie des mittleren und höheren Erwachsenenalters (S. 35–78). Göttingen: Hogrefe.

Fromholt, P., Larsen, P. & Larsen, S.F. (1995). Effects of late-onset depression and recovery on autobiographical memories. *Journal of Gerontology: Psychological Sciences, 50*, 74–18.

Gecas, V. (1982). The self-concept. *Annual Review of Sociology, 8*, (1) 33.

Gergen, K. (1981). *The self-concept.* New York: Ballinger.

Greenwald, A. (1980). The totalitarian ego. *American Psychologist, 35*, 603–618.

Grimm, G. & Boothe, B. (2007). Narratives of Life: Storytelling in the Perspective of Happiness and Disaster. *Journal of Aging, Humanities, and the Arts 1* (3–4) 137–146.

Grimm, G. (2009). Funktionen des Erinnerns im Lebensrückblick älterer Menschen. In G. Grimm & al. (Hrsg.), Erzählen, Träumen und Erinnern. *Erträge klinischer Erzählforschung. Psychoanalyse, Texte zur Sozialforschung* (S. 238–244). Lengerich: Pabst Science Publisher.

Grimm, G., Kapfhamer, N., Mathys, H., Michel, S. & Boothe, B. (Hrsg.). (2009). Erzählen, Träumen und Erinnern. Erträge klinischer Erzählforschung. *Psychoanalyse, Texte zur Sozialforschung*. Lengerich: Pabst Science Publisher.

Grimm, G. (2012). *Funktionen des Erinnerns im erzählten Lebensrückblick älterer Menschen. Narrative Selbstdarstellung und Integration autobiografischer Erfahrungen*. Doktorarbeit, Universität Zürich, Philosophische Fakultät.

Guardini, R. (1998). *Die Lebensalter. Ihre ethische und pädagogische Bedeutung*. 13. Aufl., Kevelaer: Topos Verlagsgemeinschaft.

Gurwitsch, A. (1974). *Das Bewusstseinsfeld*. Berlin: De Gruyter.

Habermas, T. (2005). Autobiographisches Erinnern. In S.-H. Filipp & U.M. Staudinger (Hrsg.), *Entwicklungspsychologie des mittleren und höheren Erwachsenenalters* (Band 6, Serie V der Enzyklopädie Psychologie, S. 683–713). Göttingen: Hogrefe.

Habermas, T. & Bluck, S. (2000). Getting a life: The emergence of the life story in adolescence. *Psychological Bulletin, 126*, 748–769.

Häcker, H. (2004). *Dorsch psychologisches Wörterbuch*. Bern: Huber.

Hahn, A. (1987). Identität und Selbstthematisierung. In A. Hahn & V. Kapp (Hrsg.), *Selbstthematisierung und Selbstzeugnis: Bekenntnis und Geständnis*, (S. 9–24). Frankfurt a.M.: Suhrkamp.

Haight, B.K. (1991). Reminiscing. The state oft the art as a basis for practice. *International Journal of Aging and Human Development, 33*, 1–31.

Haight, B.K. & Haight, V. (2013). Strukturierter Lebensrückblick für Menschen mit Demenz. In A. Maercker & S. Forstmeier (Hrsg.), *Der Lebensrückblick in Therapie und Beratung* (S. 139–157). Berlin: Springer.

Haupt, M. & Vollmar, H.C. (2008). Psychische Erkrankungen bei älteren Patienten. In *Psychische Erkrankungen in der Hausarztpraxis* (S. 517–532). Berlin: Springer.

Hausser, K. (1995). *Identitätspsychologie*. Berlin: Springer.

Havighurst, R.J. (1956). Research on the developmental task concept. *The School Review: A Journal of Secondary Education, 64* (215–223).

Heller, J. (2013). *Resilienz.* 7 Schlüssel für mehr innere Stärke. München: Gräfe und Unzer.

Hermann, M.-L. (2007). Narrative Gerontologie. Ein Literatur- und Forschungsbericht. *Psychotherapie und Sozialwissenschaft, 9* (1), 7–31.

Hermann, M.-L. & Bäurle, P. (2010). Traumata – Warum werden sie im Alter wieder aktiv? *ZPPM Zeitschrift für Psychotraumatologie, Psychotherapiewissenschaft, Psychologische Medizin, 8* (4), 31–39.

Heuft, F., Kruse, A., & Radebold, H. (2006). *Lehrbuch der Gerontopsychosomatik und Alterspsychotherapie*, 2. Aufl. München: Reinhardt UTB.

Hoerning , M. (Hrsg.) (2000). *Biographische Sozialisation.* Stuttgart: Lucius & Lucius.

Holzhey-Kunz, A. (2002). *Das Subjekt in der Kur. Über die Bedingungen psychoanalytischer Psychotherapie.* Wien: Passagen.

Horowitz, M.J. et al. (1997). Diagnostic Criteria for Complicated Grief Disorder. *American Journal of Psychiatry 154,* 904–910.

Kast, V. (2010). *Was im Leben zählt, ist das gelebte Leben. Die Kraft des Lebensrückblicks.* Freiburg i.Br.: Kreuz.

Kormann, G. (2009). Resilienz. Was Kinder und Erwachsene stärkt und in ihrer Entwicklung unterstützt. *Gesprächspsychotherapie und Personzentrierte Beratung, 4,* 188–197.

Kramer, W. (2005). Was sind die spirituellen Ziele im Alter aus Sicht des Christentums und wie können sie erreicht werden? In P. Bäurle et al. (Hrs.). Spiritualität und Kreativität in der Psychotherapie mit älteren Menschen (S. 126–135). Bern: Huber.

Kruse, A. (2005). Zur Religiosität und Spiritualität im Alter. In P. Bäurle et al. (Hrs.). Spiritualität und Kreativität in der Psychotherapie mit älteren Menschen (S. 49–63). Bern: Huber.

Kruse, A. & Martin, M. (Hrsg.) (2004). Enzyklopädie der Gerontologie. Alternsprozesse in multidisziplinärer Sicht. Bern: Huber.

Lammers, M. (2016). Emotionsbezogene Psychotherapie von Scham und Schuld. Das Praxishandbuch. Stuttgart: Schattauer.

Lehr, U. (2000). *Psychologie des Alterns, 9. Aufl.*, Heidelberg: UTB – Quelle und Meyer.

Leist, A. (2008). *Autobiografisches Erinnern kritischer Lebensereignisse: Die Stiftung von Kohärenz im Lebensrückblick.* Unveröffentlichte Dissertation, Universität Trier, Fachbereich I, Abt. Psychologie.

Levine, L. (1997). Reconstruction memory for emotions. *Journal of Experimental Psychology:* General, 126, 165–177.

Levinson, D., Darrow, C.N., Levinson, M.H. & McKee, B. (1978). *The seasons of man's life.* New York: Knopf.

Linden, M., Schippan, B., & Spielberg, R. (2004). Die posttraumatische Verbitterungsstörung (PTED). *Der Nervenarzt 75* (1), 51–57.

Loftus, E.F., Levidow, B. & Duensing, S. (1992). Who remembers best? Individual differences in memory for events that occurred in a science museum. *Applied Cognitive Psychology, 6,* 93–107.

Lucius-Hoene, G. & Deppermann, A. (2004). *Rekonstruktion narrativer Identität. Ein Arbeitsbuch zur Analyse narrativer Interviews,* 2. Aufl. Wiesbaden: VS Verlag für Sozialwissenschaften.

Maercker, A. (2009). Lebensrückblicksinterventionen als wirksame Alterspsychotherapietechnik. *Aerztliche Psychotherapie und Psychosomatische Medizin, 4,* 10–17.

Maercker, A. (2013). Formen des Lebensrückblicks. In Maercker & Forstmeier (Hrsg.), *Der Lebensrückblick in Therapie und Beratung* (S. 3–23).Heidelberg: Springer.

Maercker, A. & Forstmeier, S. (2013). *Der Lebensrückblick in Therapie und Beratung.* Heidelberg: Springer.

Maercker, A. & Horn, A.B. (2013). Sich erinnern und Lebensrückblick: Psychologische Grundlagen. In A. Maercker & S. Forstmeier (Hrsg.): *Der Lebensrückblick in Therapie und Beratung* (S. 3–21). Heidelberg: Springer.

McAdams, D.P. (1996). Personality, modernity, and the storied self: A contemporary framework for studying persons. *Psychological Inquiry,* 7(4), 295–321.

Marcia, J.E. (1993). *Ego Identity. A Handbook.* New York: Springer.

Markowitsch H.J. & Welzer, H. (2005). *Das autobiographische Gedächtnis. Hirnorganische Grundlagen und biosoziale Entwicklung.* Stuttgart: Klett-Cotta.

Martin L.L. & Tesser, A. (1996). Some ruminative thoughts. *Advances in social cognition, 9,* 1–47.

Mummendey, H.-D. (1990). *Psychologie der Selbstdarstellung.* Göttingen: Hogrefe.

Murrell, S., Meeks, S. & Walker, J. (1991). Protective functions of health and self-esteem against depression in older adults facing illness or bereavement. *Psychology and Aging, 6*, 352–360.

Niedzwienska, A. (2003). Gender differences in vivid memories – autobiographical memory and self identity. Sex Roles: *A Journal of Research, 49*, 321–332.

Nourkova, V., Bernstein, D.M. & Loftus, E.F. (2004). Biography becomes autobiography. Distorting the subjective past. *American Journal of Psychology, 117*, 1, 65–80.

Odermatt, M. (2008). *Faszination Erinnerung. Erinnerung als Lebenssinn im Alter*. Zürich: Theologischer Verlag.

Oerter, R. & Dreher, E. (1995). Identität. Das zentrale Thema des Jugendalters. In R. Oerter & L. Montada. *Entwicklungspsychologie*, (346–360). Weinheim: Beltz.

Perrig-Chiello, P. (2007). Bedeutung und Funktion des Lebensrückblicks in der zweiten Lebenshälfte. *Psychotherapie im Alter, 24*, 35–46.

Perrig-Chiello, P. & Perren, S. (2005). Biographical transitions from a midlife perspective. *Journal of Adult Development, 12*, 4, 169–181.

Perrig-Chiello, P. & Perrig, W.J. (2007). Die rekonstruierte Vergangenheit. Mechanismen, Determinanten und Funktionen autobiographischer Erinnerung in der zweiten Lebenshälfte. In H.W. Wahl & H. Mollenkopf (Hrsg.), *Alternsforschung am Beginn des 21. Jahrhunderts. Alterns- und Lebenslaufkonzeptionen im deutschsprachigen Raum* (S. 42–61). Berlin: Akademische Verlagsgesellschaft.

Petzold, H. (2005). *Mit alten Menschen arbeiten*. Stuttgart: Klett-Cotta.

Pinquart, M. (1998). *Das Selbstkonzept im Seniorenalter*. Weinheim: Beltz Psychologie-Verlags-Union.

Pohl, R. (2007). *Das autobiographische Gedächtnis. Die Psychologie unserer Lebensgeschichte*. Stuttgart: Kohlhammer.

Polkinghorne, D.E. (1988). Narrative and Self-Concept. *Journal of Narrative and Life History, 1*, 135–153.

Prigerson, H.G. & Horowitz, M.J. (2009).Prolonged Grief Disorder: Psychometric Validation of criteria proposed for DSM V and ICD 11. *PLOS Medicine 6*, e1000121.

Radebold, H. (Hrsg.) (1997). *Altern und Psychoanalyse*. Göttingen: Vandenhoeck und Ruprecht.

Radebold, H. (2005). Förderung von Kreativität und Spiritualität. Eine Aufgabe der Psychotherapie Älterer? In P. Bäurle et al. (Hrsg.), *Spiritualität und Kreativität in der Psychotherapie mit älteren Menschen* (S. 305–312). Bern: Huber.

Reich, K.H. (2003). Spiritualität, Religiosität und Gesundheit. *Forschende Komplementärmedizin und Klassische Naturheilkunde 10*, 269–275.

Ricœur, P. (1988). *Zeit und Erzählung. Band I: Zeit und historische Erzählung*. Aus dem Französischen von Rainer Rochlitz. München: Fink (Ersterscheinung 1983).

Ritter J. & Eisler, R. (1971). *Wörterbuch der philosophischen Begriffe*. Basel: Schwabe.

Robinson, M.D. & Clore, G.L. (2002). Belief and feeling. Evidence for an accessibility model of emotional self-report. *Psychological Bulletin, 128*, 934–960.

Rosenberg, M. (1979). *Concelving the self*. New York: Basic Books.

Rosenthal, G. (1995). *Erlebte und erzählte Lebensgeschichte. Gestalt und Struktur biographischer Selbstbeschreibungen*. New York: Campus.

Sackmann, R. (2007). *Lebenslaufanalyse und Biografieforschung*. Wiesbaden: Verlag für Sozialwissenschaften.

Sarbin, T.R. (1995). Emotional life, rhetorik and roles. *Journal of Narrative and Life History, 5*, 213–220.

Schacter, D.L. (2001). *Wir sind Erinnerung*. Reinbek: Rowohlt.

Scharfetter, Ch. (1999). *Der spirituelle Weg und seine Gefahren*. Stuttgart: Thieme.

Schirrmacher, F. (2004). *Das Methusalem Komplott*. München: Blessing.

Schreiter Gasser, U. & Haske Pelsoeczy, H. (2005). Spiritualität und Religiosität als therapeu-

tische Ressource in der Alterspsychotherapie. In P. Bäurle et al. (Hrsg.), *Spiritualität und Kreativität in der Psychotherapie mit älteren Menschen* (S. 285–301). Bern: Huber.
Singer, F. A. & Salovey, P. (Eds.). (1993). *The remembered self. Emotion and memory in personality.* New York: The Free Press.
Sperling, U. (2004). Religiosität und Spiritualität im Alter. In A. Kruse & M. Martin (Hrsg.), Enzyklopädie der Gerontologie. Alternsprozesse in multidisziplinärer Sicht (627–642). Bern: Huber.
Staudinger, U. M. (2001). Life reflection. A social-cognitive analysis of life review. *Review of General Psychology, 5* (2), 148–160.
Straub, J. (2000). Biographische Sozialisation und narrative Kompetenz. Implikationen und Voraussetzungen lebensgeschichtlichen Denkens in der Sicht einer narrativen Psychologie. In M. Hoerning (Hrsg.), *Biographische Sozialisation* (S. 137–163). Stuttgart: Lucius & Lucius.
Thomä, D. (2007). *Erzähle dich selbst. Lebensgeschichte als philosophisches Problem.* Frankfurt a. M.: Suhrkamp TB Wissenschaft.
Trilling, A. (2004). Erinnern. *Psychotherapie im Alter. Forum für Psychotherapie, Psychiatrie, Psychosomatik und Beratung 2* (4) 5–6.
Tulving, E. (2005). Episodic memory and autonoesis. Uniquely human? In H. S. Terrace & J. Metcalf (Eds.), *The missing link in cognition. Origins of self-reflective consciousness* (S. 3–56). New York: Oxford University Press.
Vaillant, G. E. (2000). Psychoanalytische Überlegungen zur biographischen Sozialisation. In E Hoerning (Hrsg.), *Biographische Sozialisation* (S. 87–98). Stuttgart: Lucius & Lucius.
Van Tillo, G. P. (1998). Religion und Macht. Auf dem Weg zu einer Methodologie der Enthüllung. In U. Popp-Baier (Hrsg.), *Religiöses Wissen und Handeln. Assimilationen, Transformationen, Paradoxien* (S. 149–165). Münster: LIT.
Waterman, A. S. & Archer, S. L. (1990). A life-span perspective on identity formation: Development in form, function, and process. In P. B. Baltes, D. L. Featherman & R. M. Lerner (Eds.), *Life-span Development and Behavior, 10* (29–57). Hillsdale, NJ: Erlbaum.
Weber, A. (1993). *Autobiographische Erinnerung und Persönlichkeit.* Frankfurt a. M.: Lang.
Webster, J. D. (1993). Construction and validation of the Reminiscence Functions Scale. *Journal of Gerontology: Psychological Science, 48*, 256–262.
Webster, J. D. & Haight, B. K. (1995). Memory lane milestones: Progress in reminiscence. Definition and classification. In B. K. Haight & J. D. Webster (Hrsg.), *The art and science of reminiscing: Theory, research, methods and applications* (S. 273–286). Washington, DC: Taylor & Francis.
Welzer, H. (1998). Hermeneutische Dialoganalyse. Psychoanalytische Epistemologie in sozialwissenschaftlichen Fallanalysen. In G. Kimmerle (Hrsg.), *Zur Theorie der psychoanalytischen Fallgeschichte* (S. 111–138). Tübingen: Edition Diskord.
Welzer, H. (2002). *Das kommunikative Gedächtnis. Eine Theorie der Erinnerung.* München: Beck.
Welzer, H., Moller, S. & Tschuggnall, K. (2002). *Opa war kein Nazi. Nationalsozialismus und Holocaust im Familiengedächtnis.* Frankfurt: Fischer Taschenbuch.
Wolfersdorf, M. & Schüler, M. (2007). Depressionen im Alter – zur Psychopathologie, Psychodynamik und Therapie. *Psychotherapie im Alter 4*, 9–28.
Wong, P. T. P. (1995). The processes of adaptive reminiscences. In B. K. Haight & J. Webster (Hrsg.), *The art of science of reminiscing.* Washington, DC: Taylor and Francis.
Wong, P. & Watt, L. M. (1991). What types of reminiscence are associated with successful aging? *Psychology and Aging, 2*, 67–79.
Wurmser, L. (2013). *Die Maske der Scham. Die Psychoanalyse von Schamaffekten und Schamkonflikten.* Berlin: Springer.

Sachregister

Leseprobe

Leseprobe aus

Peter Elfner: Personzentrierte Beratung und Therapie in der Gerontopsychiatrie

Vorwort

„Ach, das muss ja schrecklich sein, dem Verfall und dem Elend ohnmächtig zuzusehen!", erhalte ich in wiederkehrender Zuverlässigkeit zur Antwort, wenn ich meine Berufstätigkeit als Psychologe in der Alterspsychiatrie gegenüber Laien und Standeskollegen offenbare. Auf der Suche nach einem Psychotherapieplatz für psychisch erkrankte Betagte lehnen niedergelassene Kolleginnen oder Kollegen meine Anfrage bisweilen mit der Begründung ab, dass in diesem Alter eine Veränderung nicht mehr zu erwarten sei. Das gesamte Spektrum der Alterspsychiatrie wird leider häufig einseitig mit dem Etikett Demenz versehen und somit fälschlicherweise auf den Bereich der Langzeitpflege und Demenzbetreuung reduziert.

Derartige Einschätzungen treffen jedoch weder die Wirklichkeit meines persönlichen Berufsalltags noch die Lebenswirklichkeit alter Menschen, die unter psychischen Störungen leiden. Ich begegne alten Menschen, die in ihrer Auseinandersetzung mit unterschiedlichsten psychischen Krisen kreativ ihre Fähigkeiten entfalten und überwiegend erfolgreich um ihr Wohlergehen ringen. Offenbar wird Patientinnen und Patienten außerhalb alterspsychiatrischer Fachkreise ein derartiges Entwicklungspotential abgesprochen, wenn sie alt sind und gleichzeitig mit einer psychischen Störung leben.

In der gesellschaftlichen Wahrnehmung des Alters an sich scheint sich behutsam ein Trend abzuzeichnen, der sich von einer defizitorientierten Sichtweise entfernt und hin zu einer entwicklungsbejahenden, differenzierten und wirklichkeitsnahen Einschätzung des Alters orientiert. Beispielsweise denken vereinzelte Wirtschaftsbetriebe laut darüber nach, wie die kostbaren Erfahrungen älterer Arbeitnehmer betrieblich zu nutzen wären, und entwickeln entsprechende Konzepte. Einzelne Städte und Gemeinden wiederum verstehen den demographischen Wandel hin zu einer zunehmenden Altenbevölkerung mit einer verlängerten nachberuflichen Lebensphase als Chance, eine bedarfsgerechte Umgebung zu schaffen, in der Älterwerden und Wohlbefinden vereinbar sein können.

In der Arbeit mit Alten ebenso wie in der Alterspsychiatrie wird gegenwärtig der althergebrachte Begriff „Empowerment" neu belebt. Die Bezeichnung geht auf amerikanische Bürgerrechtsbewegungen zurück. Sie steht für eine Haltung, die Betroffenen sowohl die Entfaltung ihrer Fähigkeiten als auch die Teilhabe an gesellschaftlichem Leben ermöglichen soll. Mit Empowerment lässt sich auch mein erstes zentrales Anliegen mit diesem Buch betiteln. Ich möchte für eine differenzierte Wahrnehmung und ein Verhalten gegenüber psychisch erkrankten alten Menschen sensibilisieren, die ihnen ihr tatsächlich innewohnendes Entwicklungspotential zugestehen, ohne die vorhandenen Grenzen zu ignorieren. Eine derartige Sensibilisierung soll eine Haltung befördern, die neben Zutrauen auch bedarfsgerechte Angebote bereitstellt. In den vergangenen 20 Jahren hat eine zunehmende Anzahl von Fachbüchern die aussichtsreichen Behandlungsmöglichkeiten psychischer Störungen im Alter bestätigt.

Carl Rogers hat bereits Mitte des 20. Jahrhunderts Menschen mit psychischen Problemen als Experten verstan-

Leseprobe

den, die selbst sehr wohl wissen, was für sie gut ist – selbst wenn ihr Zugang zu diesem Wissen verschüttet ist. Zentral für seinen personzentrierten Ansatz ist die These von der Aktualisierungstendenz, in der sein Vertrauen in die Selbstentfaltungsmöglichkeiten des Menschen zum Ausdruck kommt. Rogers formulierte förderliche Bedingungen, die einen stockenden Entwicklungsprozess wieder in Gang zu setzen vermögen.

Gemessen an der Vielzahl personzentrierter Veröffentlichungen wurden psychische Störungen im Alter bisher eher beiläufig berücksichtigt. In Anbetracht der gewaltigen Anwendungsmöglichkeiten des Ansatzes ist das bisher geringe Interesse in Bezug auf die Alterspsychiatrie nicht gerechtfertigt. Daher besteht mein zweites zentrales Anliegen darin, den Personzentrierten Ansatz in seinen vielfältigen und wirkungsvollen Anwendungsmöglichkeiten in der Alterspsychiatrie darzustellen. Ich nutze dazu die vorhandene Fachliteratur sowie meine persönliche Berufserfahrung.

(...)

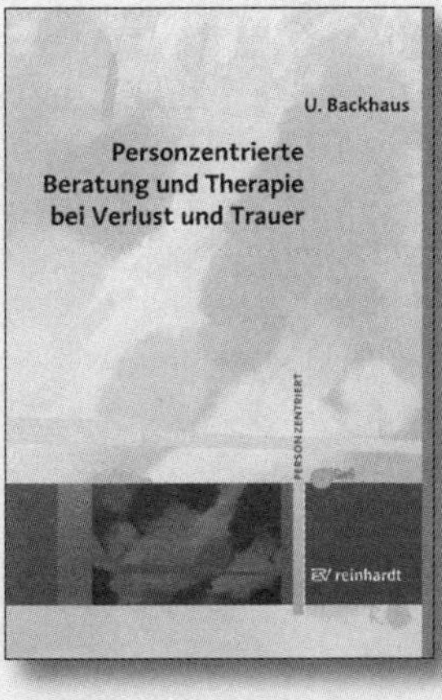